JOYFUL LIFE

JOYFUL LIFE

# 天然有效的
# 人體空間醫學自我診療寶典

結合舌診、氣功、郭氏八穴、神奇草藥方，
讓人體氣轉病消

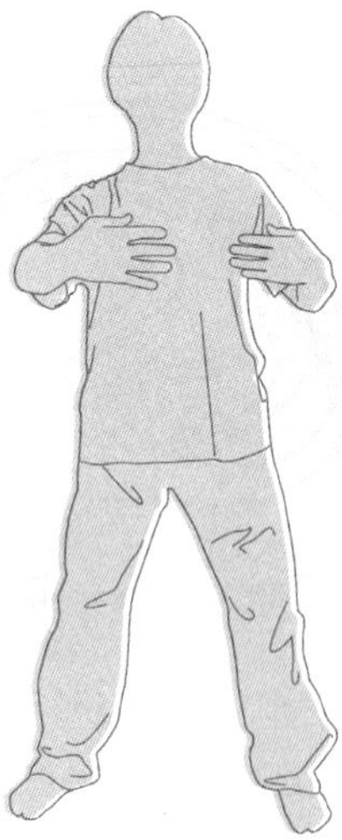

謝繡竹——著

JOYFUL LIFE 21

# 天然有效的人體空間醫學自我診療寶典
## ：結合舌診、氣功、郭氏八穴、神奇草藥方，讓人體氣轉病消

作　　者　謝繡竹
封面設計　林淑慧
特約編輯　洪禎璐
主　　編　劉信宏
總 編 輯　林許文二

出　　版　柿子文化事業有限公司
地　　址　11677臺北市羅斯福路五段158號2樓
業務專線　（02）89314903#15
讀者專線　（02）89314903#9
傳　　真　（02）29319207
郵撥帳號　19822651柿子文化事業有限公司
投稿信箱　editor@persimmonbooks.com.tw
服務信箱　service@persimmonbooks.com.tw

業務行政　鄭淑娟・陳顯中

初版一刷　2025年5月
二版一刷　2025年5月
定　　價　新臺幣499元
I S B N　978-626-7613-40-5


歡迎走進柿子文化網 https://persimmonbooks.com.tw
臉書搜尋 60秒看新世界
～柿子在秋天火紅 文化在書中成熟～

國家圖書館出版品預行編目(CIP)資料

天然有效的人體空間醫學自我診療寶典：結合舌診、氣功、郭氏八穴、神奇草藥方，讓人體氣轉病消 / 謝繡竹著. -- 一版. -- 臺北市：柿子文化事業有限公司, 2025.05
面；　公分. -- (Joyful life ; 21)
ISBN 978-626-7613-40-5(平裝)
1.CST: 健康法 2.CST: 能量

411.1　　114003230

柿子官網
60 秒看新世界

自序

# 讓公轉暢通成為你我的日常，從此幸福安康、好事連連

記得二〇〇六年時，我的靈感思維突然冒出火花，有所領悟的寫了一篇有關人體能量風水學的文章。郭老師看完後大為激賞，因此特別召見我，單獨對我開示，並交付日後要遵循人體能量風水學的道路繼續前進，才是老師真正的學生。

遺憾的是，隨著郭老師的故去，我在探索學習空間醫學時，並未能持續沿著這條道路走，我的靈感像斷線的氣球飛向高空，研究人體風水一事便嘎然停止了。但我知道，這個思路正是解悟郭老師數十年中醫臨床經驗，所進行之空間醫學相關研究與實務的重要方向。

這些年來，我一直在累積經驗、修正方向，也終於撥雲見日，將之做了具體化的完整描述。在人體空間醫學中，所謂的公轉是指人體的能量通道，就好像是強烈熱帶氣旋中的颱風眼。公轉大道，是指環繞於風眼外圍旋轉的路徑，而公轉暢通則是時刻保持環繞於風眼中心外圍的，密集、均勻且高速流動的能量氣流暢通無阻，以及空間通道的清、潔、淨、靜（即和諧之意）的狀態。郭老師巧妙借助公轉暢通是流動的能量風水的特性，以其循環時的相互

影響及作用力，來改變公轉大道能量氣流的結構狀態，使得內在空間通道在面臨壓力時，具有良好的彈性來自行調節壓力，進而提升公轉暢通的運動能力。

人體本身有自我療癒的能力，公轉暢通以不傷害為原則，來支持和促進這種能力。所以在治病時，不能只去除症狀，更要找出病因，並以自然哲學為導向，取法自然，來調節人體能量風水的運動，也就是透過循環的方向、順序，改善公轉大道的能量結構和確保流動順暢，就能調理疾病。有趣的是，郭老師以「氣的玩耍」方式，讓人體能量系統重返公轉大道；只要通過公轉大道的路徑循環來分解身心累積的壓力，身體就能夠自我療癒，並成為一股支持自己往前邁進，以及改變身心能量振動頻率的基礎能量，使身心能量迅速進入流暢和諧的狀態，再轉化成為推動公轉暢通的循環動力。如此一來，就能解決原本在身體層面和心理狀態上難解的問題，享受身心平衡的健康人生。這些方法不僅對身心健康有益，也能夠提升你整體的幸福感、生活品質，令你更快樂，生活更積極。

現代人對於整體健康和幸福感愈加重視，並認為這是多方面影響的結果，從哲學、經濟學到健康醫學，都有不同的見解。但提升健康和幸福是一件簡單的事，只是我們想太多了！

環繞於公轉外圍旋轉的能量氣流，不僅會給健康帶來影響，也會影響你的家庭和諧、人際關係與運勢。若想提升健康和幸福感，都要跟公轉一樣採取迂迴戰術，不要硬碰硬，而是透過氣的玩耍，在順順逆逆顛倒中，提升體能，同時學習管理壓力、培養正念的練習，達到身心平衡的效果。

我們經常因為不順心的負面思考而陷入惡性循環中，如果想要有效改善健康狀況、人際關係，就要學會拉自己一把。公轉暢通的寓意是「路路相通」，即祿祿通，寓意四通八達，包含了事事順利的美好含義。我因為領悟了這一句話，人生開始有所不同。

我也從學生身上學到了，在遭遇挫折、徬徨無助時，通常身體會出現一些微恙，容易引起家庭不和諧、工作不順，怎麼做都覺得不順遂。在這種情況下，不要急著解決和抑制所有的負面想法。你不妨將舌頭伸出來，照照看鏡子，看看舌苔，就可以知道自己的情緒有極大的波動，因內火導致心煩氣躁，情緒不易穩定平和，甚至造成疾病生成。

郭氏舌診能幫助你看穿內心情緒難以控制時，所形成的負面情緒和能量堵塞在體內的哪個部位，影響著你的身體和命運。小小方可以調整和清理身體「內火」，但我更建議大家不妨學習公轉暢通的思維，不要急著強行改變和抑制所有負面的想法，先來回照一下、按摩郭氏八穴，讓公轉先啟動了能量循環迴路，當你感覺身體狀態平穩一些，再回頭看眼前的困境、挫敗，通常能夠幫助我們探討壓力與情緒產生的來源，反而更能有意識地調節紛亂思緒，在正念練習中，帶你重新找回人生與和諧的人際關係。

一旦你懂了這個調節自我能量的模式、就能調適身心壓力，掌控情緒管理的技巧，找回平靜，甚而能做任何你想要的改變。

公轉暢通是由宇宙法則所導引的自然力，透過氣的玩耍，進行改變自身量子場，並以其反作用力來實現健康、家庭和諧、建立正向人際關係，還能得到智慧的啟發，來顯化你的夢想藍圖。

以前的我也跟各位一樣，有過挫敗，有過諸事不順心、使不上力的時候，幸而公轉暢通的正向循環思維的行動力，不僅讓他人受益，我自己也從中收穫甜蜜多汁的果實。這也增強我的自信，希望以本書實踐人體能量風水學這個理念，讓最天然安全的空間醫學能造福於千家萬戶，普及健康理念，更願公轉暢通成為你我的日常，祝福大家幸福安康、好事連連。

謝繡竹

# 目錄

## 第四篇 做自己的家庭醫師，找回身心健康的引導與練習 177

保持公轉的暢通，為身心能量增添活力，使我們能享受到身體健康、情緒穩定、心靈富足，並與自然重新建立聯繫，以及保持平衡、和諧與共生。

前言

# 郭老師致學生——真誠信守〈醫訓〉，才是修道真諦

「為醫之道，用心而已。用藥之法，以心調之，心以善為本，言以和為用，行走坐立，以中正氣勢，則方法應萬變，淨心觀己，法從內生，醫之為道，為眾而用，古為今使，影動形隨，療疾無醫，藥醫無藥。此乃上功之法。」

欲為醫者，必以善為本，要有普渡眾生的大願。唯有無私的心，天地寬，智慧才生，才能成為真有智慧的人，確保傳統醫學理論不斷的成長，顯現出高超的本領，創新一個有效且易用的方法，為人間造福。

想成就不平凡的人生，同時想拯救人的生命，便須具有過人的醫術，同時也必須知道所謂的醫德。這不僅要洞悉患者的心理，也得知曉自然界的變化，意即由太極生兩儀的陰陽，無極轉化生太極，三生萬物萬象，這些都是反應我們的生理與心理失衡或出現問題，此為臨床辨證重要的一環。

醫者必須用心付出，時時長養內心的善德。善心不是掛在嘴上，而是實際行動，做好事、善事、與人為善，一切以慈悲為懷。

同時，你不必望報，不一定要求所得，但它自然會有所得、會有回報。德是福根、智慧之根，德是上天之友。

所謂醫德，是專注於自我成長，提升自己的認知和能力，把內心修淨，才能觀察到患者的身心變化，是提高悟性的重要方法。這不僅可以幫助我們掌握新知識和技能，還能夠創新出更好的治療方法，靈感也會更多。

身為一個醫師，醫德是關鍵；內心強大的智慧，是來自解鎖潛在力量；向內探索，治療人體疾病，掌握空間能量流通，這就是治病小小方調整人體空間的基礎。

空間醫學從空、零開始，疏通空間精微能量物質，是指揮、改變形，形是有，影是無，形生影，影寄於形，無形不成影，是物質的場地；要作為至空去要求，只有至空，壓力高之處向壓力低之處補充，才能疏散空間的濃度，此乃上工必具之智慧，掌握並善用的醫療新知。

醫學就是一種渡眾生的方法，特別是患者帶著身體上的疾病而來，心理常常變得焦慮、壓抑不安。身為醫務人員，應該多一點體諒和理解，用親人般的溫暖讓他們得到安慰，並學習如何去面對和減輕患者心裡的壓力及焦慮，去解放他的內心，喚醒他內心的力量。

有句話說：「疾由心起，病由心解。」很有道理，身為醫者要用愛心，去喚醒、解救對方的心靈，絕不能給對方增加內心精神的壓力。所以空間醫學的醫訓，把醫德、醫風樹立在首要。

郭志辰　二〇〇九年一月二十九日晚

# 有關人體空間醫學創始人——郭志辰先生

河北省石家莊人，正定康復理療院醫術總監

人體空間醫學、郭氏舌診、小方治病、郭氏八穴之創始人

## 郭志辰老師的生前事蹟

◆一九九七年，〈智能醫學概論〉一文榮獲國際民族醫藥研討及展覽會論文一等獎，美國傳統醫學科學院並授予「傳統醫學博士」。

◆二〇〇六年，受邀參加加拿大替代醫學與北美自然健康產品年會（簡稱 NHP），《人體空間醫學》榮獲演講一等獎。

加拿大綜合醫學研究院（Canadian Institue of Complementary and Alternative Medicine Research）授予「終身名譽教授」。

於加拿大艾德蒙頓中醫協會第六屆年度研究研討會，發表人體空間醫學論文（6th Annual Research Symposium – Chinese Medicine Association Edmonton, Canada, May, 2006）。

加拿大《艾德蒙頓日報》（*Edmonton Journal*）報導人體空間醫學舌診的臨床診斷（Introduction of Chinese Doctor Zhichen Guo: Using Tongue to Map Out Health., Edmonton Journal Canada, June, 5, 2006）

帕德嫩出版社（Parthenon Publishing）出版的教科書《替代醫學》（*Textbook of Complementary and Alternative Medicine*）第二版中，引用了人體空間醫學的基本理論。

◆二〇〇七年，受邀至美國紐約科技大學醫學院（New York Institute of Technology School of Health Professions）演講、交流人體空間醫學理論與臨床實踐。

參加第一屆世界醫學大會；美國紐約科技大學和國際醫療和平促進會，授予「終身成就獎」；癌症臨床論文榮獲徵選，二〇〇七年十一月，受邀參加腫瘤綜合研究協會第四屆世界大會，研討癌症治療的多元化。

◆二〇一二年，「郭氏八穴」經聯合國教科文組織認定，榮獲正定縣（河北省石家莊市）「非物質文化遺產」。

# 第一篇

# 人體空間醫學之理法與方藥

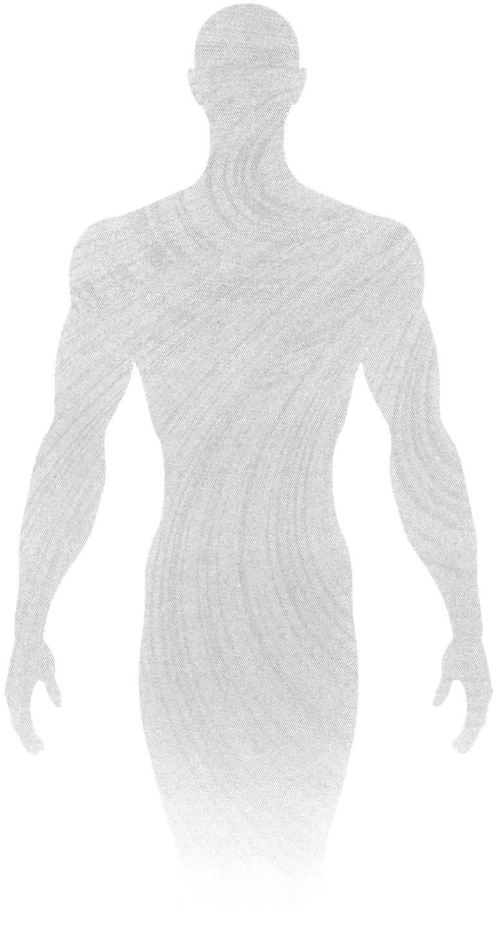

在《消除百病，暢通人體空間能量就對了》一書中，我將空間醫學的理論和治療方法，整合在一條公轉大道上，以道證醫、以醫證道，若能保持公轉的暢通，為身心能量增添活力之餘，也可使我們享受到身體健康、情緒穩定、心靈富足，並與自然重新建立聯繫，以及保持平衡、和諧與共生。

本書則以**「內外一如」**的概念架構，也就是**「治療多合一」的方法**，最大的特色是**診斷**、**治療一把捉**。

除了重視診察法，透過觀察舌象的變化，瞭解機體生理功能及病理變化，也具體提出一些微小的簡單方法，以「治病小小方」、「郭氏八穴」及「自我回照法」（以上方法詳見後文解說），**以獨力或同心合力達成「公轉暢通」的目標，使身心能量合一歸於公轉大道，統一成一種交互作用，這充分體現了「人體能量風水」生生不息地在公轉大道上循環往復以至無窮，因而產生穩定、和諧的能量流動。**

疾病，也是人體空間能量風水的象徵，就跟健康一樣，都是人的本質。公轉暢通的目的，是要我們超越病氣和正氣的二元對立。

因此，空間醫學不抗拒疾病，而是利用疾病所表現出的能量，**將之化解並轉化為生機，不僅身體層面感受到氣場變化的療癒，更能淨化心靈、清洗內在空間的污染物。**

公轉暢通之後，既能在公轉大道上產生和諧穩定的氣流結構，又能**創造內在空間通道（從能量密室到松果體）的清、潔、淨、靜（和諧）的狀態**，八大腺體的荷爾蒙分泌得以維持平衡，發揮淨化心靈之效；心靜下來，心情安定了，方能與神經系統一起調節人體的代謝和生理功能，從容調節壓力。所以，公轉暢通，便可以創造出人體空間良好風水，而透過空間醫學的理法與方藥，能從內到外打造好氣場。

## 第一章

# 公轉暢通是空間醫學一貫的鮮明立場

從動意功時期，我就開始鑽研郭老師的理論，至今仍然保持一貫的學習態度。我深切感受到郭老師傳授的理論和實踐的方法，即以一個至簡至易的根本大道，內外一如，落實公轉來達到身心內外、上下的貫通。

然而，這套博大精深的理論，需要下功夫鑽研，我透過多年的深讀、研機析理，不斷思考及檢視實際成效後，再將所領悟到的理論觀點與實證發現，內化到自身，並在實踐中不斷進行驗證和昇華。

繼而，從這些脈絡中，我發現了影響郭老師核心理論的建構和發展，由此不但啟發我有了內外一如、治療多合一的內在想法，也使我有所領悟，**空間醫學之理法與方藥是一門人體能量風水學。**

## 空間醫學之理法與方藥

在人體空間醫學中，所謂的公轉是指人體的能量通道，就好像是強烈熱帶氣旋中的颱風眼。公轉大道，是指環繞於風眼外圍旋轉的路徑，而**公轉暢通則是時刻保持環繞於風眼中心外圍的，密集、均勻且高速流動的能量氣流暢通無阻，以及空間通道的清、潔、淨、靜（和諧）的狀態。**

颱風眼的大小，以及環繞於風眼中心外圍的能量氣流，成正比關係。颱風眼有大有小，當環繞於風眼中心外圍的能量氣流穩定時，會同時帶來高強度、高韌性的特性，就可能出現紮實而清晰的颱風眼，但也會隨著能量氣流的穩固性和強弱，而改變颱風眼形狀及大小。

**公轉暢通是會流動的能量風水，此能量風水是由人體的臟腑、骨骼、肌肉、神經組織、血液等細胞，眾多極微的粒子合成的有形物質能量的「一合相」**。這是每個人都會有的情況，它具有迴旋的功能，會在空間通道內形成一個能量漩渦，當公轉暢通時，就會形成一個乾淨的信息場、能量場，並釋放出明亮而祥和的氣場。整個宇宙的結構都是由次原子粒子組成，我們的身體和周遭的地理環境與建築物，也是由次原子粒子組成，相互影響並交互作用著！

公轉暢通是空間醫學在醫療養生上的整體思維模式，儘管疾病名稱不同，但在治療決策上很明確，都是設定以公轉暢通為醫療養生的終極目標，不直接治療疾病和疼痛處，而是在公轉大道上進行宣、提、推的方法，要求身心能量統攝歸於公轉大道上，例如，治病小小方和郭氏八穴都是應用了「宣其上」，在疾病的上方找出口，疾病的壓力有了出口，公轉大道上的能量因此恢復動能，能量就會自然疏通，並依序往上運行，創造動力的新起點。此外，以公轉暢通為模式，**要求循著同一方向行進，使整體氣流有更佳的流動，既能穩固人體空間通道的核心軸，也使得環繞於風眼中心外圍的能量場更加緊密，氣流流動更加順暢**，也可以創造能量場的相輔相成，共同構成了良性循環。如果採取外力來直接治療疾病和疼痛部位，不僅會干預及影響身體整體氣流運作的節奏，也會使公轉暢通的共振振幅減小。

就算是具空間醫學特色理療的火灸按摩，在治療三焦問題時，也著重於治療外焦（後背部太陽區）的右肩胛（以肺腧穴（位於後背正中線第三胸椎棘突下旁開一．五寸）為治療的中心點）和尾閭（即長強穴），因為郭老師掌握到外焦是人體藏風聚氣的玄關部位。

右肩胛和尾閭都位於外焦，是下中上三焦能量出入口的門戶。三焦能量從右肩胛出口、通過尾閭，過會陰，再返回到下焦，儼然成了一個立體的S軸，外焦不僅成了緩衝地帶，而且在外焦暢通的情況下，也能提升臟腑的機能，因此，三焦的問題是以治療外焦為主。

空間醫學是一門人體能量風水的治療醫學，同時也強調自力的修行，如「郭氏八穴」及

「自我回照法」。任何年紀的人都適宜學習一些簡單的保健方法，即便目前沒有疾病，或正在接受中西醫治療的患者，也可以配合適當鍛鍊作為治療上的輔助方法，重新調整公轉大道上能量的聚集、導引特定的流動方向，奠下根基穩固紮實的力量，進而幫助自身保持健康並增強免疫力，達到戰勝疾病、恢復健康的目的。

因此，我建立了一整套理法與方藥，將「治病小小方」、「郭氏八穴」及「自我回照法」結合成一套整合系統。除了明確知道各方法所提供的何種回饋，可用於達成「公轉暢通」的目標之外，還能協調互助、同心合力地共同達成目標。此外，在進行理療前，我們應先學習聆聽、覺察身心感受到的症狀，也可以透過「郭氏舌診」診察，瞭解自身的能量風水場後，再來選擇單一方法，或者採用多合一的方式進行理療及轉化內在風水，幫助恢復功能，減少康復過程中的不適感，並加快康復速度。

## 治療方法多合一的簡要說明

郭老師從發展動意功開始，直到空間醫學期間，研發創新了許多的醫療方法。在眾多的方法當中，我選擇了治病小小方、郭氏八穴的穴道按摩、自我回照法，並將這些治療方法整合為一。以下先簡要說明原由，後續則會詳細說明學習的方法與應用的步驟。

## 郭氏舌診診察人體能量風水

郭氏舌診是空間醫學診斷病因的重要依據之一。郭老師在原有的傳統中醫舌診理論基礎上，結合五十年的臨床經驗，對舌診體系進行了創新和發展，首創以舌面「凸凹」來瞭解機體生理功能及病理變化，只要掌握五個簡單的治療步驟，就可以減少罹患慢性疾病的風險。郭氏舌診不僅簡單易學，也非常容易用以診察與瞭解疾病治療的過程，以及評估是否取得進展的一個重要依據。

**郭氏舌診以預防為主**，為自己的舌頭拍照，看看舌照的舌面哪裡高（凸）哪裡低（凹），就能知道自己身體的哪個部位將出現問題，**是治未病的寶筏**。這將帶你從自我覺察開始，找到指引，能為喜愛傳統醫療者的居家療癒、養生保健，以及醫療照護工作者，指引出預防疾病並找回身心平衡的最佳實用方法，提升自助醫療與照顧他人的效能。

郭老師曾經開示道：「二十一世紀，科學家以研究宇宙空間為主，醫師研究的是人體空間，應用空間去除空間污染。」在郭氏舌診中，**看舌苔，就是覺察空間污染的方法，尤其在**

**各臟腑後壁的大空間（指的是空間通道和外焦）的清、潔、淨、靜（和諧）**，可以幫助你促進整體健康並增強免疫力（詳見第三篇解說）。

## 治病小小方以鬆柔方法化解疾病

在多合一的治療方法上，加入了內服天然草本的小方劑。在用藥上，只有三、四味藥，藥味精、藥量少，並採取順勢借力的方法，講究以小勝大、以柔克剛，借力使力，成為推動公轉循環的動力，郭老師稱之為「治病小小方」（以下簡稱小小方）。

郭老師從一炷香的啟示和《道德經》的哲理，悟出了**小小方，也就是以鬆柔方法化去疾病的力量，通過公轉大道的路徑循環來分解疾病的力量，使疾病由強變弱，最後轉化成為推動公轉暢通的循環之動力。**

## 郭氏八穴講求少針，透過共性來推動公轉暢通

本書歸納了兩個借助外力的自力養生方法。其一是借助外力施加刺激的穴道按摩治療手法——「郭氏八穴」（以下簡稱八穴）。這八穴分別是百會、大椎、合谷、內關、長強、足三里、三陰交、至陰穴。

八穴講求少針，只要記住八個穴道，方法簡單，容易記住，屬於自力養生的方法，任何人按壓這八個穴道，皆能顯出它的功效。雖然這八穴有不同的特性，但都有把身心能量連結到公轉大道上的共性，可以透過共性的結合，協力推動公轉暢通。

## 自我回照法是慢性疾病防治的救星

直到今日，我仍持續推廣自我回照法（以下簡稱回照法），除了能有效解決在修練上所面臨的「退病」（排毒）的現象，也能改善體質虛弱、正氣不足、慢性疾病或久病康復之後所引起的一系列症狀等，是一個簡單易學又收效迅速的自力改善體質的養生方法。

我在從事公益服務時，以回照法作為主要宣導的養生法，因為我的父親也是自我回照法的受惠者，所以自我回照法與我之間的情感連結很深。

我父親在公司每年例行體檢的抽血檢驗中，發現了肝功能指數異常的問題。我從小就看著父親吃調節肝功能的西藥。後來，父親看我在宣導自我回照法，感到好奇，也嘗試回照一下。經過連續一個多月的回照，再抽血化驗時，肝功能指數從此都正常了，因此給了我信心與勇氣去宣導回照法。

## 同心協力達成公轉暢通

小小方、八穴的穴道按摩和回照法，這些治療方法都是相輔相成的，不僅不會衝突，還可以達到內外三效合一，有助於提高人體能量的振動頻率，以及提升整體的能量品質。除了能建立與維持公轉的暢通之外，透過平時的能量累積，也有助於穩定情緒和放鬆肌肉、提升抗壓力，養成不易生病的好體質；即使生病了，也能輕易擺脫疾病。

為了使論述更容易被讀者理解，讓所有人一看就會，一學就通，在治療處理上更能得心應手，我以公轉可以調和人體能量（氣）的流動，來為大家解說空間醫學之理法與方藥。接下來，讓我們從身心能量的暢通及合一開始解說。

第二章

# 空間醫學是人體能量風水學

空間醫學以「公轉暢通」作為醫療養生的總則，其概念源自於郭老師十六歲時提出的「調功能、祛其疾」理念，奠定了空間醫學的理論基礎。

當時，郭老師在為同鄉的幾位長官看病時，長官問：「你小小的先生，憑什麼治病？你的理論根據是什麼？」郭老師不加思索地順口說出「調功能，祛其疾」。之後，郭老師經過長達五十年的臨床經驗，才確立了以公轉暢通來落實「調功能，祛其疾」的理念。

簡單來說，**「調功能，祛其疾」，就是把病理現象轉化為正常生理狀態當作目的。**這句話不難理解，但難的是對「轉化」的理解。轉化，就像催化劑，是用來減少公轉暢通的阻力，如果轉化得當，疾病也可能成為公轉暢通的動力，讓自己變得更好、更健康。

把病理現象轉化為正常生理狀態，除了要有方法，還要轉換念頭，思考和學習聆聽身心的狀態，去瞭解到底是什麼原因阻礙了公轉暢通。

所以，空間醫學不承認病氣之說，也不治病，而是透過公轉暢通，把病理現象轉化為正常生理狀態，**是以自然哲學為導向的醫學，取法自然，來調節人體能量風水的運動，也就是透過循環的方向、順序，進行改善公轉大道的能量結構和確保流動順暢，如此一來，就可以促進身體的自我修復，啟動能量來源，有效地提升身體能量和精神狀態，遠離慢性疲勞。**

## 公轉暢通打造「藏風得水聚氣」之空間好風水

當人體能量在公轉這一條大道上循環往復時，也同步達到「藏風得水聚氣」的效果，不僅能夠防治疾病、調理身體，也可以輕鬆去除空間污染，使人體空間自然達到清、潔、淨、靜（和諧）的狀態。尤其是常常被壓力和焦慮所困擾的人，透過公轉暢通打造的空間好風水，可以幫助內在身心靈達到真正的淨化與平衡。

人體空間好風水，也會增強身體物質的相互轉化，將之轉化為氣或其他精微物質。例如，食物經過氣化作用後，會化為水穀精微，然後轉化為氣及血。

同樣地，食物殘渣經過氣化作用後，亦會化為尿液及糞便，排出體外。

長久以來，人體可能因能量運行的速度較慢，或是因堆積在體內的那些會危害健康的沉積物增加，使得身心能量累積了過多壓力，以致身心在不知不覺中變成亞健康的狀態，進而出現壓力大，白天焦慮、晚上失眠睡不著，以及耳鳴、心悸、胸悶、焦慮、腹瀉、眩暈、疲倦等自律神經失調的症狀。

保持公轉暢通的和諧狀態，能讓身心能量達到統一，可以緩解自律神經失調的症狀，尤其是能改變身心能量慣性的起點，讓自身的物質、能量、信息統攝歸於公轉大道上，**只要通過公轉大道的路徑循環來分解身心累積的壓力，身體就能夠自我療癒，並成為一股支持自己往前邁進，以及改變身心能量振動頻率的基礎能量，使身心的能量迅速進入流暢和諧的狀態，再轉化成為推動公轉暢通的循環動力。**這將讓你更加清晰地感知當下，增強與大自然宇宙、靈氣的相互交流和感應，達致和諧共存的最高境界。在此過程中，還可達到與自然環境（大宇宙）交融、和諧共生的「天人合一」之境界。所以，郭老師把空間醫學定調為——集醫療養生和修練為一體的新型醫學。

# 第三章 空間醫學的天人合一觀

人體空間通道，不僅是人道，也是天道。而公轉暢通便是人道與天道合一的一個關鍵轉折點。

空間醫學的天人合一觀，是透過公轉暢通把人道和天道連結起來，使人得以抓住身心能量運動和相互作用的規律，進而使人的氣與天地之氣連結並相感通。同時，這將以與大自然、萬物相互的和諧共生，作為天人合一境界的基礎，達到身心和諧，氣息順暢。

空間醫學教導我們的，便是奉行實踐公轉暢通的信念，以此作為追求天人合一至高至善的方法。具體採取內外一如、治療多合一的方法，既是自然安全的策略，又能與大自然共存共榮。

## 從人體空間通道窺見天人感應的關係

空間通道本來就存在於人體中。我在《打通靈性覺醒的人體空間通道》一書中，提到了將密室起端（卵巢、睪丸）與目的端（大腦松果體）連結成一個空間通道，著重於人體空間通道功法的修練。其用意是將能量約束、收攝、緊密地凝聚成一個巨大的迴圈通道，讓能量以螺旋上升、垂直下降的方式環繞著空間通道，而環繞的能量越濃厚，身體越健康，空間通道的結構就越完善。

這不僅能讓八大腺體的荷爾蒙分泌維持平衡，這些荷爾蒙也會與神經系統一起調節人體的代謝和生理功能，使其維持正常；同時，空間通道裡包含的任督二脈、中脈、髓腦，將和合一氣循環，身心能量就能在公轉大道上，一起走向同一個方向，振動頻率也就相同，將能創造更大、更活躍的生命勁道，提升性靈的感應層次。

因空間通道內涵蓋了人體的核心肌肉群和內分泌系統的八大腺體，如果公轉能順暢通達，「人道」就會向上提升到「天道」，我們自然能與天地感應，找回天生具有的能力、力量、能量和覺察力，就可以跟宇宙共振、合一。

我在《消除百病，暢通人體空間能量就對了》講述的公轉大道，則是一條主要繞著中樞空間通道的軸線，是指環繞於風眼外圍旋轉（螺旋上升、垂直下降）的路徑，且貫穿人體後中線的督脈和前正中線的任脈，所連結成的一條縱行幹線的能量通道。運行路徑從會陰向上運動經過肚臍、膻中，呈螺旋運動地朝向松果體前進，在到達百會時就轉往向下，下行路線走的是經絡脈外空間的路徑，即督脈的內壁、脊柱的後方。

這股能量會在瞬間從後腦勺以垂直向下墜的態勢，快速流通到後背部，經過大椎、夾脊、命門等穴位後，再由會陰返回密室（女子宮、男精囊），接著又轉向肚臍前方上行，如此周而復始地循環不息，轉了一圈又一圈，其作用就是貫穿人體的四大焦（上焦、中焦、下焦、外焦，又稱四大空間，詳見《消除百病，暢通人體空間能量就對了》解說）。

公轉暢通，就是指環繞於風眼中心外圍的，密集、均勻且高速流動的能量氣流。空間醫學的天人合一觀，即是以公轉暢通把任督二脈陰陽之氣合而成一氣，使得陰氣陽氣在公轉大道上相互交變、相互激盪、相互作用，渾化一體，和合統一成人體能量風水場。這不僅會使人體空間能量運行源遠流長，也會使能量貫穿於人體的諸經，貫穿於血海、腦髓之海、氣海、水穀之海，能量在統一的能量場中匯聚，進行交合、混化、異化，達到空間能量的轉化與更新，自然有效地去除空間污染，進而達到人體空間和空間通道的清、潔、淨、靜（和諧）的狀態，讓體內平衡回到正常的狀態，增強身體本來的復原能力。

本書便是以更明確的實務操作方式，**借助公轉暢通是流動的能量風水的特性，以公轉暢通循環時的相互影響及作用力，來改變公轉大道能量氣流的結構狀態，使內在空間通道在面臨壓力時，有良好的彈性可以自行調節壓力，進而提升公轉暢通的運動能力。**

空間通道和公轉暢通能建立穩固且緊密連結的關係，涵蓋了生理、心理和心靈等不同層面的能量，這些層面相互關聯，不僅可達到人與自然和諧相處的目的，也會共同影響我們的整體健康和幸福感。

同時，這也能促進人道與大自然宇宙能量的互動與相連，達到天人感應及天人合一的重要基礎，進而引導我們與自然和諧共生，找到內在的寧靜與和諧，創造一個健康而良性循環的未來。

## 以空為守的天人合一境界

空間醫學和佛教的觀點一致，認為天人合一的境界，就是無我的境界，也是「空」。無論我們練哪一家門派的站樁功法，或者採取冥想、靜坐及持咒的方式，只要契入空無，一念不生，好的不想、壞的也不想，此念心意識如如不動時，氣血經脈自然保持暢通，其實就是高等的修練。

以空為守的策略，看起來很簡單，但其實學問巨大。比如，初學站樁或靜坐時的意守下丹田，把專注力高度集中在空間通道的中軸線上的某個點，也就重塑了能量通道的結構，能以身心能量回到諧振的方式，來破解壓力，而清晰的空間通道變得更紮實時，公轉大道的氣流結構也會開始變得和諧穩定，如此內外自然達到天人合一的愉悅境界。

所以，**以空為守的修練方式，強調專注力和定力的鍛鍊，以駕馭壓力轉為動力的方式，來提升能量並調節身心狀態。**

修練空間通道的樁法和暢通公轉的方法，都是採取以空為守的策略，皆是動中有靜、靜中有動，如古德所云：「靜則一念不生，動則萬善圓彰。」

所以，公轉暢通也像是禪者的訓練——「靜中磨練，動中養成」。要在動中養成「一念定慧」的心，無論是應用何種治療方法，都需要有定力及智慧，才容易成就。「一念定慧」的心，指的是小小方、八穴，皆強調統攝、約束身心能量歸於公轉大道上，並且有可遵循的操作方法（詳見第三、四篇），能一步步帶你養成公轉暢通的慣性。

## 人體空間醫學的「空間宣言」

郭老師將其理論、實務與研究多年的醫療方法，定調為「空間醫學」，顧名思義是以空為守。

**這個空間，我認為主要是指存在於脊背內側和臟腑之間的一個空腔（在空間醫學上稱作外焦），在修練上，是指從密室到松果體的人體空間通道，而郭氏舌診看舌苔，就是用肉眼覺察此空間的污染情況。**

在動意功時期，郭老師說：「德，在氣功中能量很高，德比練氣功的功效要高得多。練氣功，功德很關鍵，講德，一定要為眾生服務。德怎麼修？要注意解決『中不靜』的問題，在胸椎的內壁至心臟的後側這一帶空間要求靜、清淨，是直接影響著中脈的氣機通暢。如果這一帶不清淨，上下氣息就不通暢，就算練功也解決不了。這地方的靜講究德，德就在胸椎的內壁至心臟的後側來修得，真正的涵養道德也在這個地方。」所以，郭老師經常說：「練動意功要開始從修心、養性、積德、忘我做起，心臟後壁的區塊清亮、潔淨了，中脈上下氣機通暢了，才能改變磁場，昇華到更高的境界。」

正心是修德的根本，需要進行一連串的學習，我們可以透過站樁的修練，以及在端身正心時，懂得停下來觀照內在的過程，開啟清淨覺悟的智慧，來使心臟後壁的區塊常保清、潔、淨、靜。所以，**空間醫學養生最終都是要返回到根本修心的正道之上。**

郭氏舌診是悟道的前行法，能夠診察舌苔的厚度、顏色、部位、濕度等狀況，這反映了脊背內側和臟腑之間空腔的清、潔、淨、靜的狀態，也會影響我們的生理、情緒與認知反應。

空間醫學之理法與方藥，藉由小小方、八穴，回歸簡單、自然的方法，在提升能量並調節身心之狀態的同時，讓身體自然調節空間通道壓力的彈性，繼而排除污染物，發揮淨化心靈之效，並與神經系統一起調節人體的代謝和生理功能。

## 以空為守之法的探源

空間醫學以空為守，來破解疾病所形成的密集、均勻且高速流動的壓力，有關這個治療主軸的論點，早有脈絡可循。

郭老師在講課時曾說：「以空為守的方法，受到《封神演義》和《西遊記》中的仙家法寶定風珠（又名定風丹）的啟發。」定風珠，顧名思義，具有止風、定風的神力。

在動意功時期，郭老師便提出「橫式呼吸法」。所謂橫式呼吸法，是在一呼一吸之間，在吸氣完成而呼氣未來之間，要放慢。一吸一呼之間的時間、距離，既要拉長，也要勻稱和細微，不能粗猛。如此一來，就能調節人體空間通道的壓力，來頂住外界氣候變化對人體產生衝擊，進而造成的壓力與情緒的變化。

郭老師也教了其中的秘訣：「當突然颳起一陣大風，你被風颳著走時，不要著急，先深吸一口氣到最滿之後，憋住氣進行內觀內在空間和強化正念，那麼再大的風也吹不動你。因為刮風核心的中心軸是一個空，你只要製造一個中心軸，就能把這個核心的旋轉力給破解了，它的核心就化整為零了。」

這些年來，我領略到，所謂的天人合一，是指在修練上能定住自己不動，深入觀察內在空間，增強空間通道核心軸的壓力，如此則能放鬆並緩解人體內部壓力，而這也是能窺見天人感應的意志。郭老師除了提出橫式呼吸法，也提出氣的玩耍來暢通公轉，詳見下一章。

# 第四章
# 治病就是氣的玩耍

套句郭老師生前經常說的：「治病，就是氣的玩耍。」這是一句調侃的玩笑話，但也是事實。透過氣的玩耍，改變環繞於空間通道外圍之能量氣流的流動速度，進行轉化能量風水的生理、病理、病理機轉，使身心之氣在公轉大道上舒暢且流動，就能夠有效改善體質，治療各種疾病。這就是內外一如，以身心能量自在合一的轉化，作為打造健康風水的基本原則，並且可達至天人合一。

有時，一個簡單的道理，總是讓人似懂非懂的，有抓不住要領的感覺。郭老師在治療疾病時，不按牌理出牌的實力，在於他擅長用逆向思維法去探索解決問題的途徑。**小小方，就是採用順逆顛倒理的思考法來以小博大**，時而應用宣提推的方法來促進公轉的暢通，時而以至實至虛的逆向思維，找尋問題的解決方法。**八穴及回照法，同樣也是採取逆向思考，以不**

**平衡的方式來達到能量動態的平衡**。這個原理，與曾子南的《楊公天機秘訣》中所云：「順順逆逆顛倒顛，一陰一陽自天然；識得順逆顛倒理，不是天仙是地仙。」有異曲同工之妙，完美描述了郭老師在醫療養生和修練上的理念。

自癒力既是天生的，又是可以在靜中磨練、動中養成而激發出來的，但關鍵是要掌握好「順順逆逆顛倒顛」的方法。

## 識得陰陽顛倒顛，便是人間遊地仙

郭老師勇於打破傳統的窠臼，不會拘泥於任何一種能把病治好的方法，只要能緩解患者的疼痛，減少疾病對患者之身體和心靈的傷害，都會勇於探索，但他並非盲目的橫衝直撞地嘗試。因而，從動意功時期起，郭老師便研發創新出許多治療疾病的方法，直到空間醫學時期，郭老師開始將醫療方法微小化，運用經濟且兼顧安全、成本與時效的方法。

小小方、八穴和回照法的問世，看似簡單，實則蘊藏著大大的道理，足以給人意味深長的生命啟示。但首先，要識得順逆顛倒理的原理。

健康者的特點就是和諧，但在不和諧出現之前，我們不是那麼容易發現和諧的存在。空間醫學和傳統醫學，皆是以「和」為目的的一種醫學，只是採取的方法與態度不同。

傳統醫學，是縮小物質之間的距離，漸漸調和。

然而，空間醫學並不是以調和的方式達到和諧的目的。在出現矛盾及不和諧時，原本應該用來推動公轉暢通的能量，就會被大量消耗在解決矛盾上。因此，**空間醫學主張，當人體內在產生不協調、不平均的變化時，應該先構建新和諧的前奏或條件**。所以，郭老師會採取反思性思考，特意加大矛盾的差異，在激起氣流的撞擊時，同步清理並改變內在空間環境，以及改變能量場的結構，最後達到淨化空間的作用，這既是空間醫學的醫療養生之道，也是郭老師所說的「氣的玩耍」。

我在思索「氣的玩耍」的內涵時，發現空間醫學的理法和方藥，甚至是動意功，都是以顛倒顛的反思性思維，創新出反其道的扣手站樁和光照站樁，雙手採取一手近、一手遠的方式，以不平衡、不對稱來達到身心能量的和諧平衡，體現了古書所云：「順為凡，逆為仙，只在其中顛倒顛。」

到了空間醫學時期，小小方強調一條路徑的連通，以暢通外焦的方法來帶動三焦之升清降濁，便是應用了壓力的不對稱。

之後，郭老師又將顛倒顛的功能發揮到極致，透過應用至實至虛的反思性方式，以矛盾解決矛盾。

## 顛倒顛反思性發展的三個階段

郭老師的反思性思維，可以整理成三個階段的發展來說明。

### 第一階段：不平衡、不對稱

郭老師在臨床上對左右心房進行研究後，得悟了不平衡才能幫助身體做出相應平衡的經驗。他也觀察到，西醫在用藥上都主張擴張血管，但究竟是擴張動脈還是靜脈，必須搞清楚，凡是浮腫的人，都是左心房動脈血出去得多了，右心房靜脈血回來得少了。所以，在調節壓力之前，必須清楚應擴張動脈還是靜脈。如果同時擴張，等於沒有擴張，甚至還會引起嚴重的後果。

回照法便是藉由兩手對身體遠近的不同，比如右手近，左手就遠；左手近，右手就遠，藉由這種不對等的關係，也就是不平衡、不對稱所產生的不同壓力，讓停滯在空間裡的能量重新啟動，藉由能量的流動，幫助身體做出相應的平衡。

能量多，壓力必然大；能量少，壓力必然不足。所以動意功強調了左右兩手對身體遠近距離的不對等，能量多的必然流動到能量不足的部位，有助於調整及均衡壓力，同時調整能量的濃度，使其保持動態均衡的分布。

之後，在智能醫學時期，郭老師更發展出一套——「自我回照法」的手勢療法，後續會在第四篇詳述。

## 第二階段：至實至虛物極必反

在空間醫學時期，郭老師又提出了「至實至虛，天人合一」的論點，實際上，就是把不對稱、不平衡的智慧發揮得淋漓盡致。

所謂「至實」，就是增加動力點部位的能量運動，加大能量積聚部位的壓力到一定的程度；而「至虛」就是使疏散點部位的能量降到最低，降低能量不足部位的壓力到一定的程度，加大其與周圍能量的壓力差，過高的能量自然會往能量不足的部位補充。

至實、至虛在虛實中，產生了不平衡、不對稱，這是故意製造兩端的壓力差，因為距離越遠，撞擊的力度就越大；以矛盾解決矛盾，就是刻意製造並拉大人體的虛實關係，以便達到空間能量流動的目的，幫助身體做出相應的平衡，才能實現人體內部的清升濁降。

空間醫學強調的「打開能量出口」理論，也是源自針對左右兩手對身體遠近距離不對等之理論的探究，從一定意義上說，這是郭老師更深度地掌握了壓力差理論，以壓力差為能量流通創造了條件；在調整能量壓力時，要調整人體能量與物質之間互為因果的關係，促使能量與能量、能量與物質之間的相互撞擊，再由相互撞擊時產生的壓力，來推動公轉運行。

因此，空間醫學在公轉暢通上遵循「至實至虛」的原則。為了讓能量順利運行，所需遵循的能量運動特點是，從高濃度往低濃度流動，目的則是促進能量的自然流通。由於至實高濃度必然向至虛低濃度流動，在調整壓力時，必須有至實推動力的輔佐。郭老師因而創新出「三點（疏散點、病灶點、動力點）一線（公轉大道的軸線）」的方法來治療疾病和養生。

## 第三階段：物極必反，否極泰來產生反作用力

海嘯到來之前，海水會先後退，最後能夠在近岸時產生巨大的波浪與破壞力。正如所謂的物極必反，當一個物質變化到一定的極端，就會往相反方向運動，產生反作用力。所以當一個空間虛到一定的程度，就會被相鄰空間的能量撞擊及補充。

至實至虛，就是採取物極必反的原理來調整壓力，以矛盾解決矛盾，拉大人體的虛實關係。尤其是治療癌症，癌症是至實，它的能量疏散要用至虛來解決，為病變部位至實的能量運行找出口；先透過至實來強化人體的會陰區，再藉由元氣能量之升，讓生命動力之源推動公轉循環，以高速度啟動能量的大調動，使能量多（濃）的自然流向能量低（淡）的部位，能量撞擊以後，就能夠治療癌症。這就是我們如何應用人體空間風水的運動來改變人體的功能，達到「調功能，祛其疾」的目的，也是空間醫學至實至虛的治病方法。

傳統中醫講求「陰陽平衡」，空間醫學則講求「至實至虛」。要把能量的壓力增大，能量的壓力差越大，撞擊力越強，效果越好。這就是空間醫學與其他療法的不同之處。

## 順為凡，逆為仙

很多生活模式按照正常方式走，就叫順，最終只能成為凡人；而逆向而行，也就是顛倒顛，才能修行成功。如煉精化氣的法門就是一例，普通人的精氣都是直接耗散掉，修行人則將其逆轉回歸松果體，最終成丹。

空間醫學的治療策略也是識得了「順為凡，逆為仙」，只要在中間顛倒顛，在適當的時機逆一逆，這便是變化之機，是活化生命能量的方法，亦是開創醫療養生和修練的新思想、新時代、新革命的秘訣。

顛倒顛的反思性，從不平衡、不對稱發展到至實至虛、物極必反之過程中，郭老師以大膽的創新思維突破框架，以公轉暢通作為治療的總則，不直接操縱及干預環繞於空間通道循環的氣旋，提供了**以自然為師的創新方法**。這也符合《道德經》第六十四章的內容，其中非常清楚地表明「聖人以輔萬物之自然，而不敢為」的思想，翻譯成白話就是：得道的聖人可以輔助萬物按自然規律成長、發展，而不敢妄加干預，這就是聖人的「無為」。這也就是說，自然界有它固有的規律，人所能做的只是輔佐自然，按照萬物的自然規律去做事，而不要試圖改變規律，否則會遭受大自然的反撲。

空間醫學是一個整體的理論，所以沒有臟腑之分，沒有經絡之分，主要是調整空間與實體之間互為因果的關係，並推動能量的相互撞擊，然後再由相互撞擊時產生的壓力，推動及刺激周邊能量的流通。因此，無須採取操縱控制、消滅壓迫等行為，我們只要在「調功能，祛其疾」的原則下，在公轉大道上採用順順逆逆顛倒顛的方法即可。

**順，就是採取宣、提（拉）、推（升），也就是宣其上、疏通中、穩其下的方法。**以上空、中通、下實來改善清升濁降的功能變化，好比前拉後推時，中間肯定要動，一動內部變化，氣血就通了。逆，就是採取不平衡、不對稱，至實至虛、物極必反的原理。以從旁輔佐、扶助的方式，幫助排除公轉大道上防礙能量運行的障礙物，病理現象就能轉化為正常生理狀態，使身心能量自在合一。

## 師法自然，與自己的身心對話

我在親證公轉暢通後，深切體悟到公轉暢通就像一個神奇的轉接頭，其絕妙之處在於複合方法，可應用於助人、自助，也可以透過單一的方法，或結合不同的方法，來達到公轉暢通的成果。

比如，同時內服小小方、火灸按摩或按穴道，將有助於發揮相輔相成的功效。

因此，我認為，若想深入學習空間醫學的核心理論，首先要從人體能量風水學的思路進行學習，就能理解空間醫學的理法和方藥；空間醫學強調能量流通的「方向」和「出入口」的位置，而小小方、八穴和回照法的目的就是讓人體藏風得水聚生「氣」。

郭氏舌診則是教你怎麼快速看人體空間能量的盈虧和污染情況。於此，心中便會有六道力量在滋長：

**1直覺力**：能夠敏銳地捕捉到身體出現的症狀所給你提醒的信號。你會因此改變生活作息，幫症狀找壓力出口，從而**快速校準自己的生命大道**。

**2洞察力**：疾病的產生，是由外在和內在的因緣造成氣血的瘀滯現象。若氣血瘀滯過久，便會在身體的薄弱環節上，按不同的程度和時刻爆發。如果我們能**把疾病消滅在初始症狀上**，或是透過郭氏舌診洞察到疾病的病因所在，並將這些疾病的病因消除，想要擁有健康就會是一件輕鬆的事。

**3覺知力**：在面對任何疾病時，能時刻的覺知到自己的起心動念，並能**跳出小我慣性思維的掌控**，像是覺知到熬夜不只會傷身體，還會影響精神健康，對各種疾病的抵抗力都會大幅減弱。在覺知的過程，也要不斷省思自我和維持良好的生活習慣，以此建立長久且可持續的健康習慣。

**4驅動力**：隨著前三種能力不斷提升，你的公轉大道將充滿戰鬥力，驅動力滿滿，內心會生發出只可意會、不可言傳的靈性喜悅，**能帶給你真正的富足感**。

**5靜定力**：身心能量的振動頻率會隨著公轉暢通持續上升，你將體悟到公轉的暢通，**使**

**身心處於螺旋式上升的狀態**，**你的內心便是最好的風水**。如此，你的身心能量自然會如如不動，而環繞在公轉外圍的旋轉能量氣流，皆因你而動，因為**你心生和諧**，**和諧自然與你並存**。

**6 變通力**：前五種由內而生的力量，是一個循序漸進的過程，繼而在不斷探索中，你會漸漸體悟到超越凡俗之心，進入到聖賢的境地，並因**具有靈活變通的特質**，在順順逆逆、顛倒顛中，**使修養達到極致的境地**。

第二篇

# 治病小小方，暢通公轉行天下

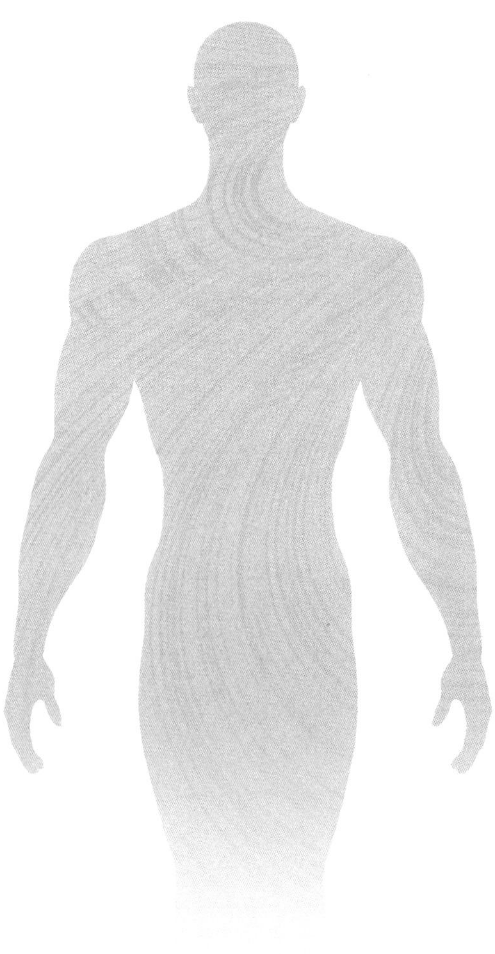

小小方的配伍，並不是無原則、雜亂無章地將藥物堆砌起來，也不是隨心所欲地把劑量降低，而是法度嚴謹，有章可循的，但也並非死板的規則。在公轉暢通的原則下，確保身心合一，朝公轉暢通的目標邁進，每個人都可以擁有自由意志，開立出具有你個人特色的小小方。

郭老師是我在醫學及修練方面唯一的老師，我以空間醫學為根本的純粹經驗，進一步思考並整理出清楚的頭緒，在沒有參雜其他學派的情況下，來解說空間醫學最核心之小小方的處方要略。

方劑變小的關鍵，是因郭老師充分掌握了藥物的運動性，本草的氣味要集中在公轉線上運動，繼而透過不平衡、不對稱之壓力，將人體的動力點全部啟動起來，方能創造能量的撞擊。**能量越統一，撞擊力越大，動力就越高，疾病才能更快改善**。大面積用藥，會分散藥性的力量，擴大了力度點，就等於破壞動力點，撞擊力就越小。這就和「千里之堤潰於蟻穴」的原理相同，一個小小的螞蟻洞，可以使千里長堤潰決。

小小方的氣味小，在鑽縫的過程中很方便，因為它的磨擦力小，在人體的運行力就大，撞擊力也大，要比傳統大方劑的撞擊力大得多。好比騎自行車時，用一條很粗的車胎，跑起來就不如用細車胎那樣快，因為粗車胎的磨擦力大。小小方在運行時，阻力小，衝力大，所以在用藥上要精，有別於傳統大方劑的處方，藥味多，增加了能量運行的困難，運行速度慢，力量就分散了，所以郭老師從傳統大方劑精簡成小小方，更為經濟實惠，並可作為日常養生保健的湯飲。

西醫通常會用抗生素、消炎藥、抗癌藥、止痛藥等等，但這只是在補破洞而已。**小小方不會有毒性、副作用及抗藥性的問題，純粹以公轉循環的運動速度，來調節空間壓力以達到自療的功效**；遇到難以調節的高能量時，就會以分解的方法來稀釋濃度、降低壓力。分解不了的，則通過大小二便及出汗、痰液來排出體外。

小小方具有調功能、祛其疾的特點，患有同樣疾病的人，可能因症狀不同，會有不同的方劑；也可能是患有不同疾病，卻出現相同症狀的人，會有相同的處方。公轉暢通能消除自癒能力的障礙，增強病者的體質，也可以先洞見疾病，採取預防性治療，降低發病或病情惡化的可能，因而能有效克服退病反應（也稱排毒反應）。此外，自我回照法和按摩郭氏八穴，也是幫助快速好轉的方法，可以協助體質較為虛弱、敏感的人。

在調理時，如果出現疼痛，便如同中醫所說的「通則不痛，痛則不通」；如果發燒了，則是身體提高運作效率，增加免疫力的機制；如果有腹瀉或排痰的情況，則是正在排出有害的物質，以達到恢復健康的目的。氣血暢通了，身體上的疼痛和不適感自然就會消除。在此時，應謹慎使用退燒、止瀉、止痛等藥物來抑制病症，以免反而干預了人體的自癒力，對身體造成傷害。

總結地說，可分為兩大類：

①小小方透過本草運動路徑的連結，形成一條公轉路線，並且在這一條路徑上，以不平衡、不對稱所形成的壓力差，使流速產生變化，進而提升振動頻率，以求身心趨向調和，邁向健康之道。

②另一種形式的小小方，則是直接在病灶的上方掏空能量，並在病灶的下方增加壓力，由不平衡、不對稱的概念，擴大到至虛、至實，以增強病灶上下兩端的壓差，進而全面更新身心能量。在這個過程中，處方有更大的靈活性，可自由地配伍。

第五章

# 把疾病消滅在初始症狀上

「名醫用藥，兩、三味而已。藥越少，方向越集中；藥越多，產生的垃圾越多，越不容易排除。」這是郭老師經常講的話。

小小方藥味少，但並非隨意的組合，而是有醫學哲理。

依據多年的研究，我發現了一個簡單易學的開小小方的心法——「幫症狀找出口，為能量留通道」，這也是把疾病消滅在初始症狀上的意思。在此基礎之上，便能快速學會依症狀來開小小方，幫助大家快速累積經驗與上手的方法。

所謂的「症狀」，就像是能量擠在一個空間，找不到出入口了，以致集體鬧內鬨。只要能夠幫症狀找到出入口，使得氣血順了，能量運行有通道，得以周流不息了，症狀自然就會消失。

現在的儀器很先進，能精準檢查出許多疑難病和癌症，但空間疾病無法以目前的儀器檢查出來，因此，經常出現有症狀、感覺不舒服，到了醫院卻檢查不出來的情況。

郭老師表示：

「當空間的濃度高了，但尚未與實體結合時，儀器是檢查不出來的，儀器只能檢查出人體的實質性問題。當空間的濃度高了，顏色必然發暗，它的局部溫度一定有改變；有了症狀，必然有了問題。空間醫學因而提出一個治病新絕招，『以症為主』，因為症狀是由人體空間能量的不均衡所造成的疾病，這是新的理論。」

有鑑於此，我們應該有所警惕，不要只以檢查結果為準，除了積極回診追蹤之外，**更要養成自力救助的好習慣，除了小小方，每個人都可以借助郭氏八穴和回照法，以自己的雙手來調節空間的濃度。**

郭老師繼而表示：

「現在醫學是『以病為主』，首先要確診你是什麼病，而空間醫學首先要知道你有什麼症，無非是頭痛、血壓高、內燒、失眠、背緊腰痛、傷風感冒、心臟病變等，把這些症狀分析通透，就知道你的病因在哪裡，不去考慮是肝臟、腎臟等哪個臟腑的問題。

學習空間醫學有一個戒令，一定不要雪上加霜；什麼部位有病，千萬不要直接針對那個部位進行治療。如果肝臟有病了，你再給他吃肝臟病的藥，對肝臟來說是雪上加霜。腰本來就痛了，你再加點補腎的藥，越補越不通。現在對大腦研究的機構很多，強調大腦革命，用各種營養藥去補充大腦，卻沒有研究過大腦裡的垃圾怎麼拿走的問題。大腦裡的物質過盛了，造成大腦很多疾病，還有很多補腎藥吃太多了，造成腎部疾病，特別是腰間盤突出、腰胯疼痛的情況太多了。

針對肝癌、肝臟有病的情況，我們不治肝，而是必須把肝部能量換掉，幫肝換個好的能量，肝臟問題就解決了。不要直接治肝臟，這和《黃帝內經》中提到的『病在上，取之下，病在下，取之上』的原理相通，採取病氣上下相反的治法。能量多的往能量少的地方運動，在治療的過程中，動用能量的運動，動用能量的始點到能量的終點，這就是能量的搬家。」

於是，空間醫學提出，「幫症狀找出口」的醫療策略。

郭老師在課堂上，將心法秘訣無私地傳授給學生，並經常鼓勵大家：

「用藥是一個綜合的系統過程；小方治病，破除了病名，參考症狀，唯舌辨證，也是這樣的過程，既要參考症狀和二便，又要瞭解藥物的特性，同時還要結合舌診的結果，才能夠做到以不變應萬變，做到既精又速。

所謂的精，是指用藥直指病因所在，針對病因進行治療；所謂速，是指藥物發揮作用明顯，短時間內發揮療效，立竿見影。

小小方用藥打破了傳統的用藥原則，連四季的用藥差別都統統打破，不分春夏秋冬，因為大自然是在變化過程中，大自然變化，人體也隨之變化，我們只要按人體的變化來改變藥方就可以了。

四季的變化無非是水多、水少，人的各種病的變化，也無非是水的變化，我們要掌握好水的變化，不要去考慮春天用什麼藥，夏天用什麼藥，就隨著症狀、隨著身體素質的變化來用藥，就能應付四季的變化。

掌握小藥方對人體功能的調整方法，掌握小藥方在人體運行速度的方法，掌握人體內部能量運行的方法，掌握啟動細胞的方法，掌握人體強壯的秘訣等等，關鍵都是能量的運行。所謂的免疫系統的增加或衰弱，均是能量運動的情況。

我們在學習過程總要掌握古為今用，洋為中用，而融合一體，是理論的核心；所掌握的都要建立在物質、能量、信息的基礎上，使這三者進行轉化，而改變形體的方法是由微觀改變宏觀。要用自己的愛心，要用自己對人民的愛心，才能夠得到真誠的療效。所以，處處用心，處處愛心，處處關心，人的心才能夠學好並用好空間醫學。

只有樹雄心、發大願，才能達到天地人的融合為一體，才能得到天地人的大智慧，敢於拋掉自己而樹公心，處處為人，才能夠勝利。」

第六章

# 打開出入口，是消除症狀的最佳方法

空間醫學認為，症狀都是由人體空間能量的不均衡所造成，因此，所有疾病之間都有共同的症狀，例如：「頭痛」的症狀，會表現在外感、高／低血壓、內傷、失眠等疾病上；「噁心」的症狀，會表現在胃病、高／低血壓、腎病等疾病上；「背沉緊」的症狀，會表現在傷風感冒、心臟和肺部病變等疾病上。因此，提出了以「症」為主，以症狀當作診斷依據，並且以公轉暢通來區分臟器的生理與病理。

人體是一個相互推動和影響的整體，即便有若干症狀、眾多疾病，但都是由一個病因引起的。倘若是由兩個原因引起的，其矛盾會相互激化、相互改變。所以，不管是頭痛、腳痛、腰痛、肚子痛、噁心、心慌等症狀，都是由一個原因引起的。不過，頭痛之因並非在頭部，心臟病的原因不在心臟，腰痛也不是腰部原因引起的，因此，空間醫學在預防保健上，強調在三點（疏散點、病灶點、動力點）一線（公轉路徑）上，採取提、宣、推的治療方法。只有摸清症狀了，在症狀（即病灶點）的前方進行「提」，讓症狀有了出口，疏散出去的能量就會順著公轉路徑，迴旋到症狀的下方，轉化成推動力，繼而與症狀下方的動力點協力推動公轉，空間通道暢通了，能量就能上下貫穿，這便是三點一線的治療方法。

用前提（拉）、後推的方法，前方空間的能量一動、疏散了，後方空間的能量再往前推，在中間的病灶點自然就會發散、疏通，所以不用管中間，只管前頭和後頭。**小小方用藥之秘訣，就在於掌握至實、至虛兩端的壓力差，以及在公轉線上的走撞、撞走。**能量所過之處即是恢復功能的方法，又是治病的方法。

## 開小小方的三大原則

### 1 先診斷主要治療的是哪個症狀

首先，針對患者自述的眾多症狀中，按下焦、中焦、上焦、外焦的症狀，判斷哪一個症狀位居於人體最前方的部位，然後只治療那個症狀，在那個症狀的上方找出口。

**2看本草的運行路徑，找出症狀的疏散口和動力點的用藥**

掌握了主要治療的症狀後，就要知道如何選擇用藥，方法很簡單，唯一的關鍵在於看空間本草的運行路徑。每一味空間本草的路徑，皆有特定的起點和終點，路徑的起點是疏散點，終點是撞擊點，走撞、撞走，身心就健康。

**3路徑相連接的長度，決定了公轉循環的力度**

小小方就是把**本草路徑的起點、終點連接在一起**，使藥性的氣味在公轉這條環狀線上發揮作用。**相連接的路徑越長，氣味運行得越遠，小小方的力度就越大**，就更能帶動公轉暢通。

## 開小小方的範例

如果同時出現胸悶、胃脹氣、肚子不舒服等多重症狀，以治療位居人體最前方的胸悶症狀為主。

接下來，我將會以《消除百病，暢通人體空間能量就對了》一書中提到的空間本草之二十五味藥，來詳細解說下列的範例。這些藥安全性很高，即便不當使用它們，也不會引起不良反應。

首先，我們要從空間本草的二十五味藥中，找出其路徑起點可以在胸悶病灶點的前方創造一個疏散口的本草，分別有九節菖蒲、桔梗、栝蔞仁、獨活等。在配伍上，「蒲公英＋獨活」、「九節菖蒲＋香附」、「桔梗＋蒲公英」、「桔梗＋香附」、栝蔞仁＋九節菖蒲」，皆是治療胸悶症狀的小小方，對於胃脹氣、肚子不舒服等症狀也能一併治療。其中以「蒲公英＋獨活」和「九節菖蒲＋香附」的功效略勝一籌，這兩個處方既有相同點，也有不同點。

## 兩個處方的相同點

「蒲公英＋獨活」和「九節菖蒲＋香附」，這兩個處方有以下的共通點。

### 1 集中統一在公轉線上

小小方神奇的效用，就是把本草的氣味能量集中統一在公轉線上運動，方能創造能量的撞擊。**在選擇空間本草時，以行走路徑的起點及終點皆在公轉線上的本草為優先選擇**，「蒲公英＋獨活」和「九節菖蒲＋香附」的效果會比較持續，因為蒲公英和香附的行走路徑之起點及終點皆在公轉線上，因集中運動，能量越統一，撞擊力越大，動力就越高，疾病才能改善得更快。「桔梗＋蒲公英」或「桔梗＋香附」是大面積用藥，桔梗的起點在兩肋，不在公轉線上，所以會分散藥性的力量，擴大了力度點，就等於破壞動力點，撞擊力就越小。浙貝母可以促進上焦的能量沿後背外焦太陽區撞擊腎部。栝蔞仁的起點是肺臟，終點是腎臟、腸部。這兩味藥都不在公轉線上。

## 2 影響公轉暢通的續航力

再來分析比較「蒲公英＋獨活」和「九節菖蒲＋香附」的效果。這兩組小小方都形成了運轉公轉的循環路線，也是上行（升浮）、下化（沉降）的最佳組合。

蒲公英的路徑以下焦為起點，上行走到上焦，香附的路徑則從中焦走到膻中，再到達上焦。蒲公英在公轉上行走的路徑比香附更長，而且至少能到達齦交穴（上唇的唇繫帶與上唇齦連接處），獨活的路徑起點在頭部，正好銜接蒲公英的路徑終點，而獨活的路徑終點在足部，也正好銜接了蒲公英的起點，這兩味藥就形成了運轉公轉的循環路線。以循行公轉的路徑來看，蒲公英推動了空間的運動，把人體原始的病因解決了，獨活則是把空間的垃圾進行了清掃。對於頭痛、高血壓、胸悶、糖尿病、腰痛、腿痛、婦科病、前列腺炎、腎囊腫、腎結石、膽結石、股骨頭壞死，以及所有癌症，都能發揮良好的功效，也能改善因神經衰弱而失眠的情況。因此，**暢通公轉的最佳範例，首推「蒲公英＋獨活」這兩味藥**，可改善百病。

在此基礎配伍下，可以任意加一味藥或兩味藥，或者不加。

對於大便稀軟、水多者，可再加佩蘭，將水分進行調解。對於大便乾燥、水分不足者，可再加當歸，能增加水分和治肝臟病。有疼痛者，可配伍桂枝，因桂枝具有調節細胞內外空間的能量，可調和營衛之氣的作用力，改善全身疾病的疼痛。

### 3 用克數來掌控路徑的終點

克數決定了草藥在公轉線上的走撞、撞走的關鍵。

在配伍的劑量上，上行（升浮）藥的克數越小，升浮得越快速；克數越大，行走得慢，則為補藥。以蒲公英來說，用量一克時，可發揮拉動任脈能量向外焦輻射的作用；當用量達到七克時，會先化解下焦之實滿，並將其能量上領，再上浮於上焦，因其帶動了氣血能量的上行，則為補藥。克數介於兩者之間時，則是消炎解毒的涼藥。

下化（沉降）藥的克數越大，下行的力道才足。以獨活為例，用二克，會使能量下行至胸背部；用三克，能量下行至夾脊；用四克，能量下行至腰部；用五克，能量下行至腿部；

用七克，能量下行至足跟。當用量達到七克時，能量的下行速度加快，會更猛烈地衝擊會陰周圍的細胞，因而產生新的能量，但也會引起任脈能量上升不足，導致下焦能量過剩，出現腿沉、腿腫的情況，還會引起上焦能量缺乏，出現心慌、頭暈、乏力等症狀。所以，劑量以三至五克最為恰當。空間本草的二十五味藥的劑量，在《消除百病，暢通人體空間能量就對了》一書中有詳細解說，此處不再列出。

**每一味空間本草皆有特定的路徑起點和終點，起點是無法改變的，但可以透過劑量的克數，來決定它的終點落在哪裡，如此便能改變它產生撞擊的地方。**

以「九節菖蒲＋蒲公英」來說，九節菖蒲的路徑起點在膻中，蒲公英的劑量不可多於二克，九節菖蒲的路徑起點才能與蒲公英的路徑終點相連接。此外，九節菖蒲的劑量要多過三克，甚至可達到四克，特意讓九節菖蒲的路徑終點到達腰部，才能夠與蒲公英的路徑起點連接在一起，形成運轉公轉的循環路線。起點、終點，終點、起點相連接，是小小方在公轉線上的走撞、撞走的關鍵。

在此範例中，要把胸口空間的能量導引到腰背部，因為胸悶的病因在腰背部，也就是郭老師所說的：「破壞人體整體的是第三者，只有運動第三動力，撞擊力才最大，只有反方向的運動，力量才會大。」

如果要促動第三動力和反方向的運動，有其特定的部位且互為彼此的第三動力和反方向的運動關係。上焦和腰背部護為彼此的第三動力和反方向的運動部位，下焦和胸背部護為彼此的第三動力和反方向的運動部位，兩肋和命門戶為彼此的第三動力和反方向的運動部位。

所以，蒲公英用藥的起點是第一疏散口，其劑量決定了第二疏散口，也是蒲公英路徑的終點；獨活用藥的起點是第二疏散口的出口，其劑量決定了終點，在病灶點（第一疏散口）的下方產生撞擊（動力）點。

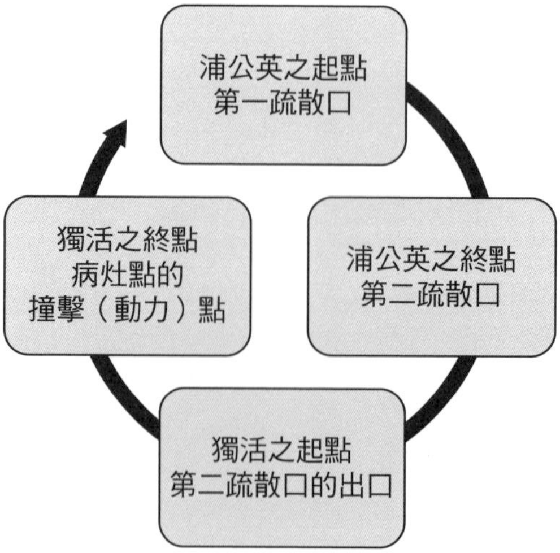


## 兩個處方的不同點

「蒲公英＋獨活」和「九節菖蒲＋香附」，這兩個處方微妙的差異，在於暢通公轉所治療的部位是不同的。「蒲公英＋獨活」能打通任督二脈的關鍵，在齦交穴和長強穴將終點與起點連接在一起。任督二脈和奇經八脈（衝脈、帶脈，以及手上的陰維、陽維，和兩隻腳的陰蹻、陽蹻）都有關連，因此會使全身氣血暢通。「九節菖蒲＋香附」能達到暢通膻中穴的作用，補益心臟氣血和穩定心神。

膻中穴是宗氣聚會所在，為心包經的募穴，有寬胸理氣的效果，對調理氣息效果顯著，加上膻中穴後面即是胸腺，是人體的免疫系統所在，經常刺激這個穴位，還可以增強免疫力。

## 道通暢通合一

在公轉大道上，亦包含無數小道，如連接任督按二脈的周天通，空間醫學大脾胃論，內在動力系統，人身體的七個脈輪，也包含了經絡系統等。

小小方是以順應生命本體的機能，並建立在一套包含理法與方藥所共同遵循的法則；能量在公轉大道的路徑上，要求循著一個方向行進。因此，本草運行的路徑範圍是可以重疊的，並可藉由路徑重疊，進一步鞏固、增強、提升公轉的暢通。所以，蒲公英、獨活、九節菖蒲、香附可以相配伍，組合成一個方劑，這也是我提出「治療多合一」的思考原理。

小小方是各種不同方劑的組合，但基本原則只有循著一個方向行進，能掌握此基本原則的人，就能輕鬆學會開小小方。

第七章

# 至實至虛，營造身心能量的良好循環

小小方所用的藥味少，反映了郭老師對中醫理論的融會貫通。但我們需要了解，並非方藥味少、劑量小，才能稱作「小小方」。若不知其所以然，以為處方越小，效果越佳，那麼處方能力就會受限，走入死胡同。

在空間醫學中，藥味少的意思，是指流通路徑的一致性，只透過藥味上行、下化，來進行能量的疏散，為病變部位至實的能量運行找出口。

如此一來，就像海嘯到來之前海水會後退那樣，至實的能量會從多方後退到會陰區，繼而強化人體的會陰區，再藉由元氣和生命動力之源能量的提升，即可得到與海嘯模式一致之結果，以高速度啟動身心能量的大調動，使能量多（濃）的自然流向能量低（淡）的部位，進而推動公轉循環。

## 至實至虛是吸引力原理

目前研究小小方的人，大多著重於一條路徑的連通，以清降（外焦暢通）來帶動升清降濁，只應用了壓力的不對稱。但對於至實至虛的反思性小小方，卻是很陌生的，甚至以為郭老師開的小小方，用藥變多了。

其實，至實至虛反思性的小小方，無關用藥的多與少。如果我們能製造流通路徑的一致性，當至實的能量從多方「回歸本源」，也就是回到會陰區，那麼，小小方所配伍的用藥就會從兩、三味增加到六、七味。即便方藥增加了，但流通的路徑仍有一致性，這就跟吸引力法則的概念相同，本質相同的，就會互相吸引。因此，它們能共同重新調整能量的流動態勢，將之調整到均衡的能量場。在此，提供給研究小小方者一條新的思路。

現在，「上盛下虛」體質的人越來越多，上半身的能量永遠大於下半身，也代表上半身經常發熱，出現頭暈目眩、頭痛、目赤、煩躁易怒的症狀，相對的，下半身經常是寒的，感覺腎虛、腰痠、腳無力。熱與寒，兩者可以互相為因，也互相為果。

至實至虛的原理，與吸引力法則提出的「同頻共振，同質相吸」的概念相同，不僅我們的思想、情緒與感受會互相吸引相同的人事物，身體的能量也會在同性質相吸的情況下，當上半身發熱，就會吸引陽氣向上攀升，進而引起人體的火熱之氣上逆，相對的，下半身就會變冷。一旦體內陰陽、寒熱失去平衡，氣機不暢或升降無力，就會吸引熱度、血氣或血液向上半身竄升。相同的，當身體的下半部出現腎虛、腰痠、腳無力的症狀，就不能鼓動腎水上升，心火得不到腎水滋養，所以氣血完全集中在上半部，根本沒有往下沉澱的機會，如此便導致了循環不良、代謝功能退化，也會造成自我修復力低落。

## 至實至虛打破不良的慣性循環

冰凍三尺非一日之寒，長期常上火、身體的正氣弱、疾病日久或體虛者，都跟不正常的生活作息、不均衡的飲食、熬夜和壓力過大等不良生活習慣有關，在不知不覺中陷入不良能量的慣性循環。

由於同性質的能量會互相吸引，引起共振，這樣的不良循環將會導致身體能量失衡，逐漸形成病變。所以，追根溯源，就要使用不平衡、不對稱所產生的不同壓力，讓停滯在空間裡的能量重新啟動，藉由能量的流動幫助身體做出相應的平衡。至實、至虛，更是刻意製造並拉大人體的虛實關係；能量之間的壓力越不對等，懸殊越大，產生的撞擊力越大，所帶動的動力越強，才能打破負面能量的慣性循環，開始轉往公轉暢通的方向前進。

## 開小小方的範例

至實至虛的最大特色，就是強調兩端的壓力差，壓力差越大、撞擊力越大，故變化越大；這不同於傳統醫學是縮小物質之間的距離，漸漸調和。其實，傳統醫學也隱藏著至實與至虛的概念，如眾所周知的「引火歸元」，在眾多中醫典籍都有相關的闡述、分析和醫案。

傳統醫學中引火歸元的三味中藥，通常包括肉桂、附子、吳茱萸，目的是將上半身的火氣或氣血引到腰腹部，守而不走，把溫熱之氣留在下焦。

空間醫學則是顛覆了傳統醫學的這個論點，具有流通路徑，並且選定回歸本源之會陰區。以至實來強化人體的會陰區，然後以至虛當中的流動性所產生的動力，來取代溫補助陽的藥物。接著，再藉由至實與至虛兩端的壓力差，元氣和生命動力之源即可得到與海嘯模式一致之結果，以高速度啟動身心能量的大調動，推動公轉循環。

在用藥處方上，有以下兩種開方的思路。

## 單策略的原理

單策略的基礎核心原理是「互相為因，也互相為果」，即同頻共振、同質相吸的概念。

### 1至實小小方之舉例解說

「肉蓯蓉＋當歸」，可增加下焦物質能量，透過改變壓力，進而改變身體不和諧的頻率，讓它重新回到正常而健康的波動。

「獨活＋肉桂」，可把上焦餘火，透過外焦引火歸元。

### 2至虛小小方之舉例解說

「栝蔞仁＋獨活」，以栝蔞仁來宣肺，獨活引上焦能量下行，使上焦至虛。

## 雙動能策略的原理

雙動能策略的基礎核心原理是「實者至實」、「虛者至虛」，再透過元氣和生命動力之源的消長變化及升降出入，導致循環路徑的反轉現象。在下一章節的治病小小方雜病論，有些處方用二味藥，有些則是用超過三味藥，皆是雙動能策略的用藥思維。

**1至實至虛小小方之舉例解說**

「枸杞＋白菊花」，這是古人的組合方，也是我們的日常養生茶，明目又醒腦。枸杞能增加腰部的壓力，菊花能疏散人頭部的能量，上頭空了，底下的能量向上一推，新的能量轉化上去，所以頭部清亮了，眼也不昏花了。

**2虛實整合小小方之舉例解說**

這是在公轉大道上循環運行的過程中，增強或降低某一部位能量壓力的配伍用藥。

「蒲公英＋獨活＋栝蔞仁」，在公轉大道上，以栝蔞仁來宣肺，降低上焦的壓力，讓公轉暢通起來。或者「蒲公英＋獨活＋當歸」，配伍當歸來增加下焦的物質運動，推動元氣向上蒸騰的能量，加速公轉的暢通。

「獨活＋羌活＋枸杞＋杜仲＋狗脊」，獨活、羌活並用的關鍵，在於獨活從頭部往下走，羌活從足部往上走，形成了大循環運行，而枸杞、杜仲、狗脊則創造下焦的至實。

## 用克數劑量調整壓力

用克數來掌控路徑的終點，決定藥方的終點要落在哪裡，如此便能改變藥方產生撞擊的地方。

「蒲公英二克＋浙貝母四克」，蒲公英能疏散整體空間能量，浙貝母則可疏散上焦空間能量，降低上焦空間的壓力，因而創造上焦的至虛。若蒲公英劑量從二克增加到七克，能增加下焦的空間濃度壓力，促進下焦細胞撞擊運動，就由至虛變成雙動能策略配伍。

治病小小方，千變萬化，但原理都是在公轉軸線上製造壓力差。

# 第八章

# 治病小小方雜病論

我從郭老師歷年的講課中，擷取出他所開立的處方，將之稱為「小小方雜病論」。「治病小方」是郭老師在二〇〇五年初創新提出的治病處方，劑量從傳統大方動輒三十克至三百克，縮小到十七克。有些劑量大的方藥，是郭老師早期的治病小方。之後，又經過多次調整，由十七克調降到一克至七克不等，所以從治病小方改為「治病小小方」。

要特別說明的是，此章介紹的小小方，是郭老師在課堂中透過潛意識開的處方。那些參與課堂學習的學生，只要認真聆聽郭老師口中所念誦的藥方，幾乎身體所有不舒服的感覺都消除了，像是喝了一帖小小方的心靈湯藥，非常值得作為臨床研究的處方。我想保留它最原始的樣子，以便作為後學者來探究與實作。

我在整理郭老師的講稿時，由於認真用心地看讀小小方，沒想到竟然帶來一些身體上的微妙變化。好奇心驅使我也試著專注地複誦著小小方，結果為我的身心帶來有效的轉化和療癒的效果。這使我聯想到病人持念「藥師琉璃光佛」、誦念《藥師經》而可消病延壽的事，便突發奇想，萌生藉由複誦小小方的處方箋，透過有形無形的能量彼此相成，讓公轉暢通成為日常。以下先逐一解說小小方雜病論的效用。

## 三十三帖小小方

### 1 羌活三克、香附二克、九節菖蒲三克、桂枝一克

·**效用**：啟動身體的潛能。

·**解說**：啟動微小細胞、微循環運動。

### 2 紫石英十七克、羌活三克

·**效用**：婦科、前列腺炎、膀胱炎、腎炎、腎結石、頑固性便秘、肚子痛、肚脹、腰痛、腿痛、器官下墜，凡下焦的疾病皆能調治。

**·解說：**增強會陰區、提升元氣能量。能量修練家將會陰區稱為海輪，為周天之始，醫者視之為任督脈交匯處。站樁時，強調提肛收會陰，目的是讓會陰區的細胞放鬆，給予會陰細胞運動的空間，才可產生能量。

人體會陰區的能量是個總體，它的能量大小和壓力的變化，與膀胱細胞、子宮底細胞，大小腸細胞、腹肌細胞之輻射的升降浮沉，有著密不可分的關係，所以得下焦疾病的人，都是沒有掌握好會陰區空間的能量運動。

以傳統本草來講，紫石英溫化子宮，不治別的病。空間醫學應用了空間能量的相互撞擊、相互運動，開拓了本草的應用價值，治療就多樣化，可以治療身體的各種病變。

也有醫師納悶這兩味藥怎能治便秘，而其關鍵就是撞擊了下焦的細胞。關於古老的病名：「五更瀉」，中醫認為這是腎虧，西醫則反對，認為五更瀉是消化系統疾病；這是因為西醫沒有認識到，細胞的相互撞擊是腸胃細胞開合及吸收運動的關鍵。空間醫學則是基於這樣的原理，因此一個方子可以治很多病。

在《本草綱目》中，紫石英和羌活不是瀉藥，但可以使人體肚臍以下的細胞，特別是子宮區的細胞相互運動、相互撞擊，腸部也必然會活動；腸部越活動就越健康，所以大便就不乾燥。

這兩味藥具有使細胞撞擊的作用，能治療婦科病、前列腺病、痛病，但是也能夠發揮瀉的作用。

空間醫學對治療大便乾燥的人不用瀉藥，只要使腸部增加蠕動，就能達到緩瀉的作用，比如白朮，能夠增加腸部空間的水分，所以有瀉的效果，劑量可以用三十克到一百克，而且不會洩元氣，沒有任何副作用，還能強健身體。

此外，使腸部周圍空間的水分被吸收到腸部內側，也能達到腸部緩瀉的作用，比如白頭翁，便可治療大便乾燥，因為它能夠減輕腸部周圍的壓力，推動人體能量運動。達到緩瀉的目的。

還有，桔梗能使上部能量越肩往後走，可治療喉嚨痛，也能使上部至虛，下部能量向上補充，那麼物質就向下行了，也能治療大便乾燥。

## 3 獨活五克、羌活三克、枸杞四克、杜仲三克、狗脊六克

· **效用**：改善腹腔部的一切病變。

· **解說**：空間醫學的用藥是由下促上，比如，黃耆可以使會陰區細胞運動，在運動過程中，其力度是向上運動，最後達到肺部，所以在傳統醫學上，黃耆補肺，但在空間醫學上，

黃耆動用會陰區的能量是至關重要的。傳統醫學用藥是用藥物的歸經，空間醫學用藥是用藥物的源頭（藥物的源頭是指空間醫學是增加某一部位的動力。比如，肚臍以下的所有病變，用藥的源頭就是背部的用藥，可以促使下焦能量的動力向上運動）。

**4 肉蓯蓉十七克、桂枝七克、香附七克、獨活十七克**

· **效用：** 加強腸部的運動。

· **解說：** 強化下焦腸部運動的功能，大便秘結是由於腸部運動功能失調，而腸部功能失調會阻塞腎部能量的運行及暢通。

**5 佩蘭十七克、霍香七克、桂枝七克、香附十七克、活獨十七克**

· **效用：** 運化水濕。

· **解說：** 大便稀、次數多，是腸部水濕不能分化，應打開腎部的通道。

**6 蒲公英三十克、桂枝七克、獨活十七克**

· **效用：** 改善腎臟病。

．**解說**：對於經常感冒的人，首先要疏其肺部的能量，進而疏通背部和外焦空間的能量。人體肚臍以下的各種癌，也都可以參考、辨證，作為治療的方法。比如，膀胱、前列腺、婦科的病變，都應以上清下實、升清濁降、加強公轉的運行來處理。

## 7 檳榔五克、厚朴二克

．**效用**：改善腰部病變。

．**解說**：按照中醫的辨證為腎虧，所以要補腎，若是用杜仲、熟地、鹿茸等藥，價格較高且效果低。

腎臟虧損，就是腎部的細胞不運動，補充不了新能量，所以就腎虧了。我們不管腎臟，而是管腹腔，用檳榔、厚朴把腹腔的能量掏空，使腰部的能量往腹腔走；腰部的能量空了，上背部的能量就會往腰部補充，使腰部的能量得到更新，腰部病變就好了。這就是轉，一轉一刺激，金能生水，公轉自轉相和，就解決了。

當然，在轉的過程中，要是怕跑氣，可以用五味子托住它，這相當於練功的提肛收會陰；如果患者不能瀉，我們就用白朮、香附，使能量向上走，也能使腰部空，改善腰部病痛，這就是能量物質的運動，此理論與傳統醫學的理論不同。

## 8香附七克、白朮七克

．**效用**：改善下焦所有病症。

．**解說**：製造上部空間，上部空了，能量高的部位往能量低的部位補充，前列腺就正常了。按正常來講，這兩味藥都不治前列腺炎，因此，這就是「空能改變有形」；一旦空了，有形的就變成無形的，亦即物質與能量的轉化。

## 9香附四克、白朮四克

．**效用**：改善膝關節疼痛。

．**解說**：現在膝關節疼痛的人很多，下肢無力，不好醫治，而空間醫學的妙招用是把腹部、胸部的能量掏空，使後部能量向下行，循環起來就解決了疼痛。

## 10杏仁七克、獨活十七克

．**效用**：改善腰痛。

．**解說**：後腰痛發生的原因，通常是因為上焦能量無法越過肩胛向背部運動，就不能通過背部空間而下，來對命門周圍的細胞進行撞擊。

在缺乏動力的情況下，尤其是現代人久坐的習慣，更容易讓腰部肌肉變得緊繃，進而導致腰痛。

杏仁有降肺氣和宣肺之功，獨活可以把胸部的能量向下引，越過肩胛，通過外焦區域下行，這樣就擴大了杏仁降肺氣和宣肺的價值，兩者共同撞擊腎部區域空間，具有補腎、增強腰部力量的作用。

## 11 桔梗一克、羌活三克

**・效用：**改善胃功能。

**・解說：**桔梗有提壺揭蓋之降低上焦壓力的功效，羌活便能順著桔梗的勢，使能量從內焦向外焦傳輸時，增強任脈能量由下向上的運動，並撞擊中焦；胃部受到撞擊，就健康了，中間一系列的病都治，所以人就健康了。桔梗一克、黃耆四克，也可以改善胃功能，因黃耆讓會陰部細胞運動加強之後，能量就向上走，可達到清升濁降的作用，進而改善胃功能。

## 12 黃耆四克、香附七克、浙貝母七克

**・效用：**改善胃部疼痛。

・解說：胃中疾病包含了萎縮性胃炎、胃竇炎、胃潰瘍等，都不好治療，但在空間醫學之中，沒有治療胃病的方子，因為這些病不是病，所以就沒有治的方子。

無論是什麼胃炎，都是胃部內部細胞失調引起的，我們用一個撞擊力，從底下向上一撞，胃一動了，胃就好了。人體能量是無情的，猶如印尼的海嘯，不管什麼地方，一過來就是衝，只要把能量引動過來，無論是什麼部位，能量一下子就衝過去，因此能調整細胞運動，也就能治病，這就是空間能量撞擊理論。

胃部有病代表了胃的運動失調、功能失調，空間醫學沒有採取治療胃部病變的藥物，而是應用下焦能量的向上撞擊原理。胃在撞擊的過程中加快了功能的恢復，所以就好了。

這帖小小方也可以去掉黃耆，只要香附、浙貝母兩味藥，香附把中焦的能量調上去，浙貝母把肺部的能量降下來，上下兩股能量把中焦能量撞擊開，胃部能量運動了，就健康了。

## 13 浙貝母四克、蒲公英二克

・效用：改善肝病、腎病、糖尿病。

・解說：傳統醫學講陰陽平衡。空間醫學則認為越不平衡越好，因為中間的壓力差越大，衝擊力就越大。

浙貝母在傳統本草上有散胸部之氣，治乳房上部集結、乳癌的作用。空間本草對浙貝母做了調整，少量可治乳房，多用則補腎氣。因為浙貝母能疏散胸部的能量，如果大量應用，使大批能量從上向下撞擊腎的周圍，能夠大補腎氣。人體胸部的能量大批疏散，胸部空了，隔膜以下的能量便大批向上輻射，再配伍蒲公英，治療糖尿病的效果很好。糖尿病是膈膜以下能量太高，壓迫得細胞不能運動，一旦上部空了，下部的能量可以向上走，糖尿病就好了。此外，浙貝母把空間掏空，可使肝臟區域恢復正常，治療肝硬化、肝癌的效果很好。

## 14 枸杞六克、白菊花四克

・**效用：**明目、治頭痛、耳聾。

・**解說：**這是古人的組合方，能明目、治頭痛、耳聾，因枸杞能增加腰部的壓力，使體內的能量向上走，而菊花能疏散人頭部的能量，上頭空了，底下的能量向上一推，新的能量轉化上去，所以頭部清亮了，耳朵聾就好了，眼也不昏花了。

## 15 黃耆七克、羌活三克

・**效用：**改善前列腺病、肝病、糖尿病、胃病、肺病、背病、頭部疾病。

．**解說**：黃耆可以啟動會陰部的能量，並輻射到人體的子宮部；黃耆四克，可以輻射到人體的脾胃部；黃耆七克，可以輻射到人體的背部。會陰的能量是直達地進行輻射，這是藥物的輻射。

## 16黃耆七克、羌活七克、獨活六克

．**效用**：改善腰背部和下肢疾病。

．**解說**：獨活把胸部的能量向下引，通過外焦區域的清降，以下行力增加腰部力量的同時，也順勢帶動三焦的清升，有助於羌活帶動任脈能量由下向上運動，再加上黃耆讓會陰部細胞運動加強之後，能量往上走了，能量所過之處，即是恢復功能的方法，也是治病的方法。

桔梗一克、黃耆四克，同樣也可以改善胃功能，原因是黃耆讓會陰部細胞運動加強之後，能量向上走，因而達到清升濁降的作用。

## 17當歸十七克、桂枝七克、連翹十七克、獨活十七克

．**效用**：女子閉經數月、內部發燒

．**解說**：連翹、桂枝能使背部細胞的熱發散出來；背部細胞的熱（能量過多所致）正是

引起閉經的原因。當歸可以增加血管內的水分與壓力，獨活能疏通外焦空間能量的淤滯，也能補充外焦能量的不足，恢復正常月經。

## 18黃耆七克、羌活七克、蒲公英七克

**·效用：**暢通中焦。

**·解說：**中焦不通時，通常可以用香附、葛根、黃耆、九節菖蒲。香附可以引中焦的能量越膈而上至膻中。用葛根則可以疏散肺部的能量，肺部空了，中下焦的能量自然向上補充。用九節菖蒲，可讓中部的能量由右心房、右心室吸收，中焦就通了。

空間醫學講求壓力的不對稱，借助蒲公英促進內焦能量上行，減緩羌活由下向上運動時的壓力，再加上黃耆讓會陰部細胞運動加強之後，向上衝的力量加大了，在這個過程中，中焦自然疏通。不管應用什麼藥、什麼方法，只要針對會陰部細胞運動來加強，就可見效。所以，空間醫學的本草治療具有無限的變化。

## 19夜交丁七克、板藍根十七克、葛根一克、連翹一克

**·效用：**改善心肌炎。

・**解說**：夜交丁，可增強右心房回流；板藍根，可消炎、清熱、增加津液，對心臟有用水治火的作用；葛根，可疏散肌肉纖維的微循環，消除熱度，使水分達到末端；連翹，可清除肺心中間空間的熱度，是清除心臟周圍熱度的首選藥物。

心臟有左右心房和心室，循環有大循環和小循環，現代醫學在心臟病的治療上重視左心房和心室，特別是甲狀腺亢進的治療，但空間醫學對此有不一樣的認識，心臟血液的流動，與心臟的回流有一定的關係，因此，我們重視右心房、心室的回流。只有加強右心房、心室的回流，左心房、心室的血液才能正常輸出。這就是為什麼人在病重時都會浮腫，因為回流有問題。只要公轉暢通，能量的運動會使五臟六腑細胞的功能恢復正常，

## 20葛根三克、桂枝一克

・**效用**：改善心臟病。

・**解說**：在《傷寒論》中，提到了用桂枝葛根湯治療背痛。葛根桂枝湯和葛根桂枝麻黃湯都是解決微循環的問題。

在臨床上，治療心臟病，不僅要解決微循環的問題，也要調整心臟與背部空間能量的濃度。尤其是得病之初，病未在血管內，而是在空間影響了心臟。葛根能夠使腹腔的水通過微

循環上行到背部，再通過微循環疏散，再加上桂枝打開細胞膜，調節壓力，就能調整心臟與背部空間能量的濃度，微循環也就變好了。

## 21 九節菖蒲七克、銀花七克

・**效用：**增強頭部能量的新陳代謝，達到下實上虛，下濁上清。

・**解說：**頭腦迷糊，有兩種原因，一是頭部的血管細胞新陳代謝出現問題，是舊的物質不去、新的物質沒有補充而引起的。二是胸部不清亮，所以向上運動的能量不精微，頭部就必然有問題。古人早就有了對付的方法，像是牛黃清心丸、牛黃安宮丸，安宮指的就是安心之宮，也就是心清，大腦才清；心不清，大腦不清。小小方治療腦部問題，以九節菖蒲為主藥，九節菖蒲是清除右心房外側空間能量的主要藥物，能促使頭部的能量向下運動，就能增強頭部能量的新陳代謝，使頭部清亮。如果小孩的智力低下、學習不好、頭腦迷糊，可以採用這個藥方。

## 22 九節菖蒲三克、白蒺藜一克、夜交藤二克

・**效用：**改善頭部的場性，改變頭部的血液循環，改變頭部的能量運動。

・**解說**：這三味藥可以使頭部能量增強運動和更替，開發智能，改變大腦。反過來說，這三味藥，如果用量大了，會導致腰部疼痛。這是因為能量向腰部運動得過快，腰部就空了，此時可以用枸杞來補充下部能量。瀉與補，都是一個運動、一個目標、一個方法，這與傳統醫學不同。

## 23 蒲公英二克、香附二克、九節菖蒲三克、栝蔞仁三克

・**效用**：公轉暢通。

・**解說**：這四味藥都在一條線上，就像接力跑步，由於都在一條線上走，就有一個慣力，所以我們用一克藥，雖然沒有直接作用在哪個臟腑上，但是那個慣力已經達到所有的臟腑了。

## 24 栝蔞仁三克、香附二克

・**效用**：改善高血壓、肺部病變、喘、腰痛、腎炎、腎臟病、腰椎間盤突出、肚子痛、婦科病、胃痛、便秘。

・**解說**：栝蔞仁可疏通上焦能量，讓肺部能量經後背太陽區向兩腎撞擊，香附可使中焦能量越膈而上治膻中，讓三焦能量在人體內部運轉起來，所轉之處、所動之處都是在治病。

## 25九節菖蒲三克、栝蔞仁三克、杜仲三克

・**效用**：能夠更新大腦，補充大腦的能量，降低血壓。

・**解說**：人體有許多疾病都是背部障礙引起的，尤其是大腦的疾病，如腦中風、失智症、巴金森氏症，以及大腦運作出問題，使思考、專注力和理解力大幅下降等。

九節菖蒲、杜仲的效用，是一個髓腦循環的大運動，也是一個腦部和腎臟的周天運動，會把腦部的所有能量運動到背部，並將背部的所有能量又運動到腦部。所以，這個組合可以調整血壓、調整腦部，治療腰痛、腰痠，又治頭部的病。

在配伍栝蔞仁之後，能疏通上焦能量，促進外焦能量下行，解除背部能量的障礙。

## 26黃耆七克、桃仁、紅花四克、當歸二克

・**效用**：改善腦血栓。

・**解說**：當歸可增加血管內的水分與壓力，紅花可化血中之瘀，桃仁可活血祛瘀，再運用黃耆使會陰部位向上撞擊的能量，上升到頭部，撞擊頭部的細胞，所以能夠解決腦血栓的問題。

## 27 黃耆四克、桔梗六克

・效用：改善婦科、前列腺、腸胃、肝膽、心臟、肺等疾病。

・解說：桔梗可突破上焦，黃耆可增加會陰部細胞運動，在這兩個部位之間，能量所過之處的一切疾病都治。

## 28 黃耆四克、桔梗一克、柴胡三克

・效用：疏通三焦。

・解說：桔梗可引兩肋能量沿人體兩側向上運動。兩肋空間的能量壓力減緩了，就有利於柴胡將肝膽區域細胞的空間能量向上運動。黃耆從會陰部出發以後，就可以順勢把肝臟的能量帶上去，中下焦能量就能隨著桔梗一起向外焦傳輸。

## 29 香附三十克、川芎六克

・效用：改善婦科病、前列腺病、腰椎間盤突出、小腹痛、腿痛。

・解說：香附是引中焦的能量向上升。治婦科病的十個醫師，有九個會用香附。香附把

中焦打開，能量就向上去，下焦的能量必然向上補充，因此，子宮周圍的壓力減少了，子宮內部就調和了，沒有任何副作用。假設子宮有血，可加藕節三十克。

這兩味藥的影響就是使下部能量空，因此也可改善前列腺的問題，原因是這地方的能量減少，代表壓迫前列腺的能量也減少了，使得此處的能量運動加強，也就恢復健康了。

## 30 佩蘭一克、桂枝一克、連翹一克、獨活三克

·**效用**：運動腹腔。

·**解說**：在處方上，有兩種運動腹腔的處方，一種是水分多的處方，一種是水分少的處方，主要都是透過「桂枝」、「連翹」、「獨活」把背部的能量向下引，增加下焦的力量，再來依水分多寡，來調節腹部的水分。

這樣的方子能夠運動腹腔及全身的細胞。

針對水分多的情況，可用「佩蘭」來搭配，因佩蘭可以溶化及吸收人體經絡、空間、細胞內外的濕氣。濕氣過盛，而且舌質有瘀的方子，則是用「益母草」來搭配，可把血分和空間的問題都解決了。如果舌質是暗紫的、不乾燥，就要應用「丹參」來搭配。

針對水分少的情況，則是處理燥熱、全舌燥的方子，要用「當歸」來搭配。如果是五十

歲以下的女性，有月經不規律、月經失調等問題，則要應用「焦四仙」（焦山楂、焦神曲、焦麥芽、焦檳榔的合稱）來搭配。

## 31桔梗一克、香附二克、川芎四克

·**效用**：改善膈肌痙攣、打嗝、胸部脹氣、各種胃病、糖尿病、肝臟病、婦科病、下肢病、腰背病。

·**解說**：桔梗解決了人體上焦的阻塞，川芎解決了人體下焦的血脈，香附解決了人體中焦的阻塞，使得三焦有了能量運動變化的空間，局部的好能量往其他地方運動，就是補；多的能量疏通運動到其他地方，就是瀉。瀉補同治，成為一個良性循環，所以可改善各種疾病。

## 32白朮五克、九節菖蒲克七克

·**效用**：具有補益心脾、養血安神的功效。

·**解說**：白朮可增加中焦的壓力和濕度，使中間的能量向上衝，九節石菖蒲能把中焦的能量由右心房、右心室吸收，再向上衝，因此，這條路徑中間的所有病就都解決了，可用於思慮過度、勞傷心脾所導致的心悸怔忡、失眠健忘、神疲乏力等。

### 33羌活四克、連翹十七克、獨活三十克

・**效用**：改善感冒、背痛、背冷。

・**解說**：連翹可使背部的熱發散出來，獨活則善於化解外焦空間的能量物質，接著，羌活才能由下向上運動，感冒症狀也就消除了。

## 小小方背後暗藏三大宇宙法則

在《消除百病，暢通人體空間能量就對了》一書中，我花了許多篇幅談論公轉暢通可以簡單、輕鬆又快速地提升身心能量，啟動自我療癒、轉化生命的高頻能量。

這是有意識且不著痕跡地將你的思想引導到公轉暢通的方向上，讓你領悟生命之流強大的廣大樣貌。

我複誦小小方的處方籤，從中感受到可以幫助建立正面的身心能量。每一帖皆是郭老師的潛意識給予祝願的神聖健康藥方。

複誦小小方處方籤，其實也符合宇宙自然法則。

## 回歸生命的本然

小小方真正要達成的目標，是使與「振動頻率」相符合的能量，能夠回歸到公轉大道上，屆時，公轉暢通這強大的生命之流就會回應你，使身體逐漸轉變為健康狀態，心情自然就會輕鬆起來。

## 聚焦公轉暢通

只要你擁有正面期待的態度，將注意力與念頭集中在你想要的「公轉暢通」上，再用心默念小小方的方藥（詳見後文解說），公轉暢通就會成為現實。

## 學習隨順法則

最重要的是，小小方真正要做的，並不是消滅疾病和壓制能量。熱力學第一定律教我們，能量不會憑空產生，也不會無故消失。

小小方是調節能量的回歸、統攝，使其在公轉大道上重新合一。

隨著生命之流順流前進，公轉暢通的這股激流，將會帶領你實現生命中的一切夢想，幸福安康、好事連連。

# 小小方的煮法與念誦法

小小方可內服，還可以用複誦的方式，念出小小方的功效。

## 內服小小方的煮法

1 準備砂鍋。

2 放入藥材後，加入三百至四百毫升的水。

3 以中大火煮，水開後掀鍋蓋。

4 再轉小火煮兩分鐘。

5 立即把藥湯倒出來，一副藥只煮一次。

6 早晚各喝一半，於飯前半小時喝。強調熱飲，小方治病的關鍵就是湯藥所散發的氣味因此晚上喝之前要加熱。

## 小小方複誦法

1 從上述的「三十三帖小小方」中，選擇你想要調理改善之部位的處方。

2先深呼吸幾次，然後回到自然的呼吸，將心情放鬆之後，就開始念誦。

3複誦時，只要念誦處方的藥名，無需念克數劑量。例如，感覺思緒混亂，想更新大腦，補充大腦的能量，就念「九節菖蒲、栝蔞仁、杜仲」，持續反覆地在心中默念。

4沒有任何時間限制，有空的時間都可念，不限時間。睡覺前念，可以幫助轉移注意力，遠離日常生活的壓力和焦慮，讓身心得到放鬆，促進入睡。

## 小小方效用一覽表

我摘錄出適合所有人念誦的潛意識經典處方箋，僅供各位參考使用，並送上衷心的祝福，祝天下所有人幸福安康。

| 療癒小小方 | 超覺療癒效用 |
|---|---|
| 1羌活、香附、九節菖蒲、桂枝 | 解放身心，啟動能量的潛能。 |
| 2九節菖蒲、銀花 | 清心醒腦，疏導情緒。 |
| 3九節菖蒲、白蒺藜、夜交藤 | 活腦，開發智能（預防心血管疾病）。 |

| 療癒小小方 | 超覺療癒效用 |
| --- | --- |
| 4 蒲公英、香附、九節菖蒲、栝蔞仁 | 定心、放鬆。 |
| 5 栝蔞仁、香附 | 補腎強筋、健脾、通便。 |
| 6 九節菖蒲、栝蔞仁、杜仲 | 啟動全新腦細胞，清出大腦污染，提升集中力。舒緩背部及腰部的緊繃、疼痛和壓力。 |
| 7 白朮、九節菖蒲 | 改善健忘、心悸、幫助入眠及提高睡眠品質。 |
| 8 杏仁、獨活 | 增加肺活量，袪除肺內濕熱。強化腰部核心肌群的柔軟度。 |
| 9 九節菖蒲、香附 | 補益心臟氣血和穩定心神。 |
| 10 蒲公英、獨活、九節菖蒲、香附 | 公轉暢通，加速心想事成的發生。 |
| 11 板藍根、雙丁、白附子、白芍 | 安魂養心，開闊心胸。 |
| 12 蒲公英、獨活 | 除病招福。 |

第三篇

# 看舌象，教你淨化身心能量、改善健康

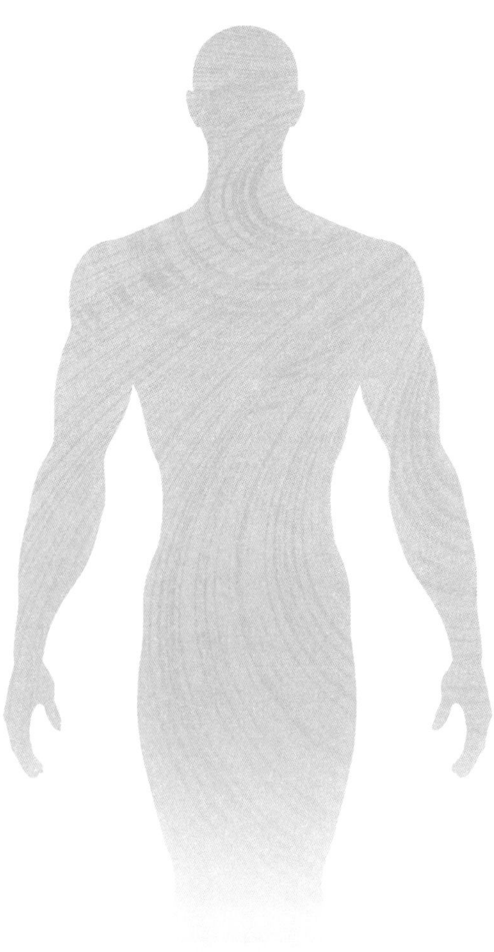

郭老師將觀舌的心得濃縮歸納為二十個字：**「舌尖高低，舌中隆起，舌根厚膩，舌型寬窄，舌體潤燥。」**以此作為診斷病因和治療的順序，以及達到公轉暢通的指引。

郭老師掌握了舌根與舌尖能量運行的連線，正是舌苔在公轉大道上的能量運動路線，並精簡成五個重點，方便迅速診斷，創新成「郭氏舌診」。這也可以用作聽症狀開小小方時的辨證；透過看舌，可以明確掌握主要治療症狀的前方是否隆起、高凸。聽症狀開方，或從舌診開小小方，原理皆相同，只管在隆起、高凸的前方創造一個消口，低窪、凹陷的情況一律不管。

## 看舌頭，就知道你一生的健康

舌是人體的全息，舌頭的不同部位，代表人體某一局部或某一臟腑的微縮圖，也反應了人體物質與能量的變化。

健康的舌象應是：「舌體伸縮運動自如，大小適中，不厚不薄，質地不燥不濕，舌面有薄如清霧狀的白苔，無隆起物。」

能量需要一個好的運行環境，人體才會健康，這就是人體能量風水學。正常的舌苔和型態，呈現出「三山潤水一平原」的形式，即風水學上說的「藏風聚氣」，體內風水自然美好。

三山，即指舌的左右兩邊代表兩肋，舌尖部位代表上焦。一平原，指的是中下焦，平原宜平不宜凸，要大不要深，如果深了，人體深層的能量上不來了。舌苔要潮濕、不枯乾，正常的舌苔是有津液滋潤的，但是量要適中，如果是濕漉漉的樣子，就不是正常的津液了，那是水濕之邪。

舌的前方要低一些，不可高過舌的左右兩邊，這樣舌尖能量才能運行順暢，流動到舌根。郭氏舌診以此循環為基礎，當舌苔在公轉大道上的能量，可以順暢地循環運動，就是最好的風水狀態。

以下是依據我個人的學習經驗，透過觀舌的當下，交叉學習診斷病因與治療處方的思路和技術方法，再融合在一起解說，是一種提升學習效率的有效方法。這種方法能幫助學習者在診斷病因與治療的處方間建立聯繫，更好地理解和記憶。相較於集中單一舌診的學習，交叉練習診斷與開立處方，能提高思維的靈活性，使學習過程更有趣且高效率，讓初學者可以快速掌握學習技巧，也能協助曾學習者更深入地進階。

有關空間本草的特性，請參閱《消除百病，暢通人體空間能量就對了》之本草篇。

第九章

# 空間醫學診斷和治療的策略

郭老師透過深厚的修練背景，再加上理論和臨床實踐的結合，發現舌部與人體部位的細胞群，存在著相對應的關係。郭老師因而對舌部重新做了空間與生理解剖的劃分，並從中區分出人體的四大空間，即四大焦。相較於傳統醫學，更為具體、明確，因而歸納成非常簡單的郭氏舌診。

## 舌部的生理解剖

公轉大道在舌苔上的能量運動路線，是由舌根部正中點沿著舌正中線向前，一直運動至舌尖，再由舌尖向下順著舌繫帶位置至舌根；這一條能量循環周流、往返不息的路線，就是公轉大道。

## 舌面劃分成四大空間、四大焦

①將舌面橫向劃三條線，上焦線、中焦線、下焦線。整個舌圖如同一個倒立的人體，心尖區向上依次為上焦區、中焦區及下焦區。舌尖區與舌根所聯繫的空間，是為外焦，如標線所示，此為人體內部能量周而復始的公轉路線。

②舌面縱向劃一條中線，從正中線到兩側舌邊，再各取一條線，分別為右側中線和左側中線。

③舌面橫向與縱向線將舌劃分出不同區域，並與人體各部位形成相對應關係（見圖1）。

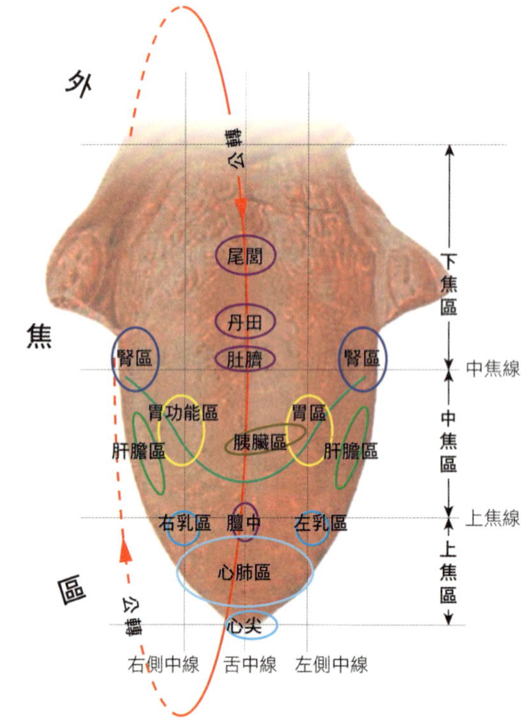


圖1

## 觀舌注意事項

郭氏觀舌可以用肉眼直接觀察，還可以用手機拍下後查看。

**1拍攝的要求：**若使用手機拍攝，應盡量抓拍舌從口腔伸出來的那一刹那，此為舌最自然之狀態，也最容易捕捉舌神的狀態。刹那間的動態、顏色、軟硬、軟潤燥等方面的情況，真實地反映了人體內部的物質能量運行狀況。若舌在口腔外停留的時間過長，則將影響觀舌的準確性。

**2光線要求：**觀舌時，在自然光線下為好，避免過強或過弱光線對視覺產生的影響。

**3姿勢要求：**一般要求患者採正坐姿勢，自然舒適地將舌伸出口外，使舌體充分暴露。舌體緊張、捲曲、過分用力，或伸舌時間過長，都會影響舌體血液循而出現假象。因此，可反覆練習幾次，三至五分鐘以後重複，以使舌體放鬆，兩側展平，舌尖下垂。

**4觀察要求：**觀舌的過程中，要用心，觀察舌從口中一進一出的刹那間的動態、顏色、軟硬、潤燥等方面的情況，避免舌在口腔外停留的時間過長。舌質紅潤者，則有神，舌枯且不嫩者，則無神。故，觀舌心法，在於觀舌之神氣。

**5飲食影響：**飲食常使舌苔的形、色發生變化。如某些食物或藥物，會使舌苔染色，稱為染苔。由於進食的摩擦，或刮舌習慣，往往使厚苔變薄，過冷或過熱的飲食及刺激性的食物，常使舌色改變；張口呼吸或剛剛飲水，會使舌面潤燥情況改變，這些方面應注意鑑別。

**6季節與時間影響：**正常舌象，往往隨不同季節和不同時間而稍有變化。例如，夏季暑濕盛時，舌苔多厚，或呈淡黃色；秋季燥，苔多薄而乾；冬季嚴寒，舌常濕潤。再如，舌苔原本多厚，白天進食後則舌苔變薄；剛剛起床時，舌色可見暗滯，活動之後，舌色會變得紅火。

舌型與臉型一樣，世上沒有完全一致的舌。舌頭不僅反應了身體和精神的健康狀態，並且是相互作用，如舌面的高低、隆起、厚膩、寬窄及潤燥的不同，亦會隨之產生不同的生理變化，並影響我們的心理狀態。還有舌伸出來的剎那間，恍兮惚兮的影子，以及相對應部位的顏色，也象徵了人體的精氣神。

要分辨舌象的高低、隆起，以及舌苔、舌型，不需要特殊能力，每個人一眼就能夠看出舌面上的高凸或低窪，舌苔是黃色或白色等顏色。接下來，將帶你瞭解舌象特徵的標準化運用技巧，可以更精準快速找出病因。以下按照診斷病因順序，來說明辨證、治則、用藥方法。

第十章

# 從舌尖高低找出能量紓壓口

**舌面的高凸隆起、低窪，是看空間能量的高低壓力問題。**郭氏舌診以舌尖（上焦區）之形狀作為觀舌之首要，治療重點則在於建構舌根與舌尖區相連結的良好空間，既能影響人體升清降濁功能，也關係著任督二脈、陰陽相互轉化的運動變化。**調治舌尖，是找出開啟右肩胛或尾閭作為能量的紓壓口，轉化壓力成為推動公轉暢通、創造周而復始循環的樞紐。**

## 調治舌尖，右肩胛和尾閭是關鍵

由於舌尖掌握了人體上焦與外焦出入口的銜接處，所以調治舌尖，既能夠治療心肺問題，也能發揮「金能生水」和潤肺保腎的關鍵作用。而心肺和兩腎與舌尖（亦即五行的金＋火＝水），三者之間有著密切關係，會互相牽連影響，對全身器官更會有影響，甚至引起整體功能的失調。

透過舌尖高低，可以診察任督二脈相互交接的兩個口——任脈到督脈的運轉（即三焦的出口）和督脈到任脈的運轉（返回三焦的入口）。但這兩個交接口，皆受制於外焦區能量下行壓力的影響，尤其位於外焦區的右肩胛和尾閭，分別掌握了兩個銜接面閥門的「壓差」。一旦搞懂這個問題的關鍵，也等於弄清楚：光是調治舌尖，就可以分別打開右肩胛和尾閭，並且右肩胛和尾閭互為彼此的出入口關係，如此就能借助人體的動力系統（鏈）的相互推動力，自行進行調節，恢復人體的健康。

右肩胛既是開啟三焦出口的一個能量門戶，也起到「金能生水」的關鍵作用，此一觀點是郭老師經由多年的臨床經驗而發現的。

人體的後天動力與肺有著密不可分的關係，傳統醫學有肺氣越肩而上的觀點，即肺部的能量宣化上行，而空間醫學認為，能量越過兩肩胛，通過外焦下行時，其運動去撞擊腎部、命門，進而起到補腎的同時，也會推動能量從尾閭過會陰返回到下焦，繼而增強人體的原動力，並持續往上推向中、上焦運動，與舌尖、上焦銜接起來。

所以，透過觀舌尖高低來調治舌尖的方法，與舌抵上顎養生的秘訣，有異曲同工之妙。

## 舌抵上顎養生的秘訣

舌尖對郭氏舌診來講非常重要，也體現在動意功養生法的保健上，在站樁時，特別注意要求舌抵上顎，這是促進任脈和督脈交會的方法。此外，還強調要採取「似頂非頂、頂中有空」的姿態，就是舌尖與上顎的中間要有一定的空間，上顎與舌尖細胞運動的輻射，才有空間進行相互撞擊，進而在此產生任脈和督脈氣機、陰陽場性的交合。

在似頂非頂的過程中，口腔中生成的津液最好，對人體的各個部位都有好處。緊接著，就要進行赤龍攪海的動作，舌體先在口腔中慢慢進行上下左右攪動後，把舌抵上顎所分泌的水，再慢慢嚥到丹田。宋代蒲虔貫所著的《保生要錄》也這麼記載：「常以舌著口齒，聚青筋而嚥之，潤五臟、悦肌膚、令人長壽不死。」

此外，在舌抵上顎的過程中，由於舌體在運動，上顎受到連續反射，能量會直接反射到大腦，可促使松果體發生變化，所以舌抵上顎亦為開發智能的好功法。

在傳統醫學上也很重視將任督二脈相互交接，比如，將「速效救心丸」放在舌下含化，實際上，是藥的味道刺激了上顎，使任督二脈相互交接，貫通了任督二脈，就可以在剎那間緩解人的症狀。郭老師以此基礎理論，啟發靈感，創新一個偏方。取一小片的生薑片（洋蔥或辣子油）放在舌下含服，當生薑的「味」刺激了任督二脈相互交接（即舌尖與舌上顎的交接），就治百病，而且沒有任何副作用。實質上，就是公轉暢通，改善了陰陽的平衡問題。

## 治療舌尖可以作為預防及治療的準則

治病小小方，以治療舌尖為主，使用相互刺激任督二脈銜接的關鍵用藥，再加上方劑小，藥「味」淡，運行速度很快，所以效果好。

小小方，妙就妙在味淡。

郭老師也在課堂上舉了臨床的實際案例，讓我們學習透過舌尖高低，做出治療的決策和用藥的原則。

郭老師說：

「臨床上，發現舌尖很硬，很尖的，要特別注意腦部病變，如腦血管病變、狂躁病、多動症、失智症、高燒的人，多見這種舌象。我還觀察到手足口病的患者，也是呈現出舌尖直硬（圖2）的舌象。」

每個人的舌象通常都有多重症狀，請看指示，其他都不看，以免混淆。

手足口病屬於兒童傳染病（又名發疹性水皰性口腔炎），多發生於五歲以下兒童，但成人也可能感染，會引起手、足、口腔等部位的皰疹，少數患兒可能引起心肌炎、肺水腫、無菌性腦膜炎等併發症。受到感染的患者通常會伴隨發燒症狀與全身倦怠不適。

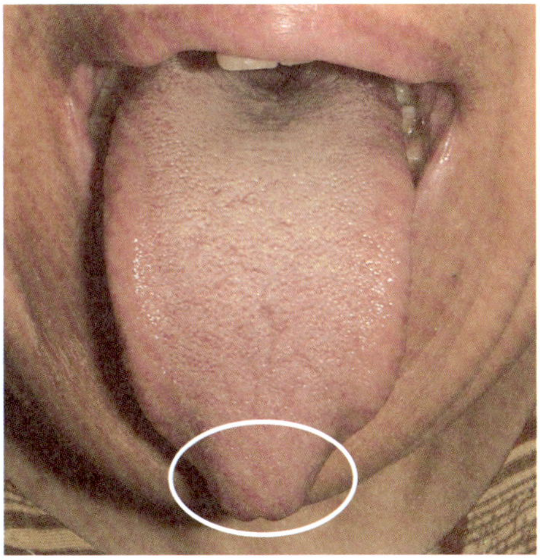
圖 2

郭老師在臨床上為手足口病的病童，開了桂枝和連翹各一克的小小方。患者喝了三帖藥後，突然排出很多黑便。他到醫院做了檢查，檢驗報告說不是血便，單純是黑便，因腸部水過多所致，這就是腸部的濕熱。無論是哪個臟腑生病了，也不要管是什麼病名，**只要舌尖呈現直硬的情況，用桂枝和連翹各一克，就可治癒因體內水瘀導致的問題。**

通過郭老師實際醫療手足口病的驗證，使我們更深入學習到：**空間醫學的病因論只有一個字——水，包括傳染病的症狀，都和水有關。**橫膈膜以上和橫膈膜以下的傳染病，也是水的問題。

橫膈膜以上傳染病常見的症狀是肺燥、發燒、高燒、咳嗽，可用蒲公英二克、獨活五克來治療，這藥方也能治傳染病，如果患者又嘔又瀉，可以再加佩蘭一克。

橫膈膜以下的傳染病，常見的症狀就是拉肚子、發燒、手足口病，可用藿香、佩蘭、桂枝、獨活來治療。

這一套簡單的理論，其扎根理論起源於郭老師自幼即拜師學中醫，閱讀了大量的中醫書籍，如研究溫病著稱的學者葉天士、清代溫病學派名醫吳鞠通的書等。這些醫學書都曾影響並啟發郭老師的思考，但郭老師覺得太複雜了。實際上，所有疾病都是細胞開合不利，導致水的分布不均有關。例如：當熱淤在細胞外周圍的空間，使細胞輻射受到影響時，就會增加罹患癌症的風險；熱淤在皮膚周圍的，就是皮膚病；熱淤在關節周圍的，就是類風濕疾病；熱淤在心臟周圍的，是風濕性心臟病（簡稱風心病）。

郭老師認識到這一點，並掌握到增加空間能量運動、增加細胞之間的相互交合，就能治病。所以，空間醫學治病的關鍵，就是掌握了細胞內和細胞外空間的清潔，以及維持細胞空間的亮度，這不僅對所有疾病都可以解釋得非常清楚，並且能作為預防及治療所有疾病和傳染病的準則。

因此，空間醫學沒有溫病學說，也沒有濕溫學說，所有的病症都是身體細胞的輻射開

（吐）合（吞）出現障礙所引起的，都是細胞內或細胞外水淤的問題。所以，空間醫學通常不用消炎藥，見細胞內的熱，只要用桂枝、連翹這兩味藥就能打開細胞，使熱度向細胞外輻射，細胞內的熱消散了，症狀也就消除了。同時，郭老師還提出另一種開藥方的思路。

例如，桂枝和獨活各一克，能借助獨活的運動路徑（起點在頭部，終點在足部），在外焦能量下行運動的過程中，逐漸把細胞的內熱通過公轉的循環，逐漸轉化為暢通公轉的動能，如此就沒有熱病了，所以不用消炎藥。

## 舌尖與尾閭的出入口

公轉運行路線中，從尾閭到會陰的這一段路徑，是返回三焦的入口，同時也替舌尖（上焦出口）打開另一個出口。所以腎臟疾病的治療，也要調治舌尖。

郭老師發現到，近年來罹患腎臟疾病的人很多，但治療效果均不理想。他以多年的臨床實務經驗總結如下：

「治療腎臟疾病時，一定要掌握一動（陽）、一瀉（陰），也就是陰與陽的應用之道。

在治療腎臟疾病時，要掌握腎臟的動力在肺，而腎臟的瀉動力在中焦。在臨床上，我觀察到，有腎臟疾病的人，或肺部有實質問題的，如氣管炎、支氣管炎、氣喘、慢性呼吸道阻塞性肺病、肺氣腫、肺炎、肺纖維化，肺水腫等，會產生喘的症狀，是因為肺部的後側肌肉上，肌肉微循環有大面積炎症。因此，上焦能量無法越過肩胛向背部運動，通過背部空間而下，對命門周圍的細胞進行撞擊。腎臟在缺乏動力的情況下，進而造成腎臟功能的喪失。」

所以腎臟的動力在肺部。郭老師在課堂上，曾回溯到昔日的啟悟過程：

「在小小方問世之前，我絕大部分應用的都是經典方，我的老師是《傷寒論》講師。柴胡湯、桂枝湯、白虎湯、承氣湯，這些湯頭歌訣，我背的很熟。在學習傳統醫學之後，我又練了氣功，在打坐和睡夢中，經常有靈感給了我理論知識，也給了我藥方。

在與中醫經典方劑進行對比研究時，我又發現了《傷寒論》中的桂枝加厚朴杏子湯（即桂枝湯加厚朴和杏仁），是一個治療咳喘的好方子。

但厚朴是治療腸胃的，何以桂枝加厚朴和杏仁能治療咳喘？於是引發了我對其做更深入研究的動機。

《傷寒論》用桂枝解表，加厚朴是行氣（利氣、通氣、化氣），杏仁則下氣（降氣）。行氣，即行散氣滯，以治療由氣滯產生的病症，如胸腹脹悶、疼痛等。下氣，指腸胃鬱結而排泄氣體，是治療氣上逆的方法。這些理論知識，指導我確立了治病小小方。

空間醫學則以現代話術來解讀這個藥方，因為厚朴使腹部空間的壓力回收到腹部的細胞內，減輕了腹部的壓力，使得後背部的能量能順暢下行並流向下腹部，所以後背部的炎症消了，這便是厚朴治療咳喘的關鍵。

另外，我在臨床上開了厚朴一克、香附一克，這二味藥的小小方就能治腰椎間盤突出，也起到補腎的作用。厚朴把中焦空間裡的能量吸收到細胞裡，香附把中焦的能量越膈而到肺部，都到上焦了，因此，中焦空了，沒能量了。但腰部的能量高了。腰部能量往前補充到下焦，舊的能量換成新的能量了，這就叫補腎的作用。所以，香附能治療一切腰椎病，把腹腔一空，一切腰椎病的症狀自然消除，是簡單且有效的自然療法。

小小方的用藥中，瀉藥恰恰是補藥，因為腎臟的能量更新了，更新就是補。小方用藥，就掌握一個『更新』原理。若是去推拿治療腰椎，得使大勁兒。大方劑的用藥，藥多、味濃了，反而阻礙能量的運行和更新。」

通過郭老師的解析後，也使我有所警惕，不要胡亂吃補腎藥物。當出現腎虛症狀、脊椎病、腰椎間盤突出症時，不要去補腎，治療重點應該是把腹腔的能量降下來，後背部的能量下行並流通到腹部，新陳代謝加強了，腎臟能量自然會增強，就治病了。這使我聯想到動意功的口令詞中有一句「常將神光化雪山」，這是指修練家必須把命門的氣動起來。但是，命門動氣需要肺氣來推動。《黃帝內經》提到「肺上而越之」，只有肺上而越之往下走，才能夠撞擊命門，腎臟才會健康，所以，金能生水。因而，郭老師不主張多應用「六味地黃丸」，因為越常補腎，腎臟周圍的壓力越高，細胞的運動就越差，腎炎問題更難獲得解決。

小小方不會直接去補腎，而是將舌尖的能量連結到舌根，也就是讓肺部的能量上而越之，過兩肩胛後下行，把肺部多餘的能量（餘火）疏散到外焦，去撞擊腎臟；當肺部健康了，腎臟才會健康。

好比浙貝母，能疏散胸部的能量，既可治療多種胸部疾病，同時大補腎臟。在《神農本草經》中沒有此種用法，而空間醫學的理論講上而越之，意思是能量上而越之，越到頭部，向下走，當上部能量往下走時，所過之處的細胞都在做開合運動，但重點是達到命門，將能量輻射到命門，命門周圍的細胞動起來，啟動腎臟細胞，所以有補腎的作用。

因此，浙貝母也可以治糖尿病，這是因為胸部空了，腹腔能量向上運動，胰臟周圍的壓力減輕了，胰臟功能就恢復正常。

此外，所有的本草類書籍都記載，栝蔞仁能潤肺通便，但是栝蔞仁補腎的效果極好，還能降壓，這是因為它引肺部能量越過肩胛向後方運行，加強了腎部周圍細胞的動力。

郭老師把生活中對壓力的應用方法，套用在空間醫學上，也因此為治病小小方奠定了基礎，人人皆能透過調治舌尖（上焦出口）的大方向來判斷，就可以化繁為簡，為自己開立調和身心、陰陽的小小方。

## 維護生命的陰陽平衡

小小方以調治舌尖為主，借助陰陽互相轉化、合成的過程中，陽氣的提升與陰濕的降濁，使脾胃升降得宜，而能協調人體代謝，清肅濁陰通道，使濁陰通過下竅等途徑排出人體，同時清除水濕、痰飲、瘀血等病理性產物。一旦陽氣升降運化自然，就能平衡體內失序的功能，達到扭轉乾坤的效果。

實際上，坊間有許多採取陰陽應用之道的養生湯藥，比如，用枸杞配菊花，補腎明目，枸杞是增加腎部的動力濃度，菊花則減少了頭部的濃度，上頭一瀉，壓力就減少；底下一補，壓力就增高，如此一來，陰陽平衡了，人體就能夠健康。還有兩活，即獨活、羌活並用的關鍵，在於獨活從頭部往下走，羌活從足部往上走，在形成大循環運行的過程中，能增強配伍的各味藥的治療作用。所以，傳統老中醫用二活（羌活、獨活）來與枸杞和菊花配合，就掌握了能量的運動，一個增強、一個減少。古人開藥，特別主張陰陽二氣並用。公轉暢通的宗旨，最重要的也是維護生命的陰陽平衡。

小小方功效好的關鍵，是必須有上推及下拉的相互作用力，就跟接力賽跑一樣，比如，公英二克，獨活三至五克，把舌尖和舌根聯繫起來，公轉就暢通了。再加香附二克，肚臍以下的病都治了，不用牽涉到病名。

所以，我們在應用藥的過程中，有些人的藥是一樣的，因為在運轉的過程中，不是針對哪個病，而是針對全身能量運行和功能調節。

## 舌尖、舌根兩頭高凸，瀉舌中

在調治舌尖時，要是舌根與舌尖區無法相連接在一起，就要瀉舌中。

舌任何部位的能量，都要由下而上的運動，最後都要集中於舌尖部，再通過舌尖部運行到後邊，這是金生水的方法。如果舌尖部與舌根部的能量結合不了，就會產生許多疾病。

若舌尖部能量很高、很厚，舌根也很厚（圖3），此時，不要動舌尖，要動舌中，把舌中間的能量瀉下去。

獨活三克、公英二克、厚朴二克，用厚朴將舌中焦的能量瀉下去以後，舌根的能量會來舌中補充，舌根的能量就空了，那麼舌尖的能量就會向舌根補充，舌尖也就空了。瀉中焦，這是治療舌尖和舌根兩頭高的巧妙方法。

## 舌尖形態與治病小小方

以下針對舌尖的形態，說明治病小小方的處方要點。

### 1 舌尖隆起

如圖4所示，此為上焦有火。

舌尖隆起淤滯，要以清肺為主。心肺相連，有著相互

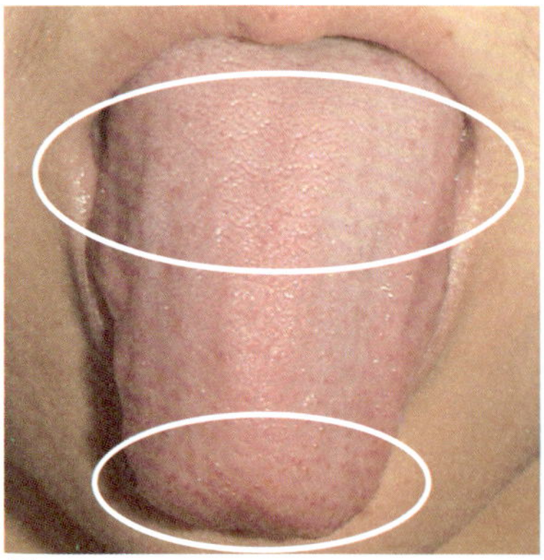

圖3

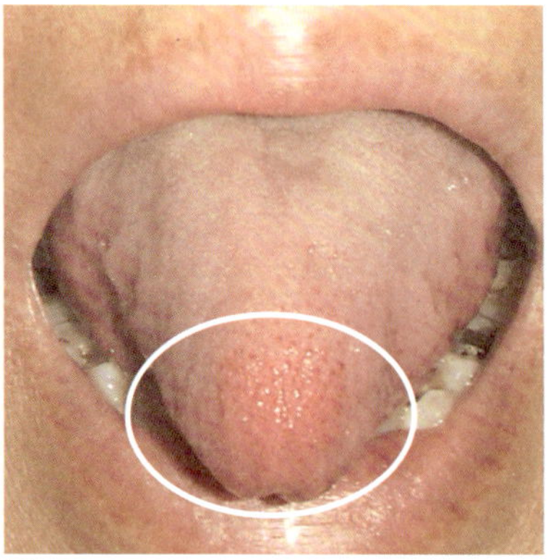

圖4

影響性，所以，舌尖隆起時，需先讓肺部空間的能量流通。若不宣化肺部能量，將導致心區能量過高，心臟周圍空間能量積聚，壓迫心臟，進而使血液輸出與回流皆受到影響。

舌尖部或舌前部的隆起，在症狀上大多是背緊、背沉等症狀，連帶也會直接影響肝部細胞輻射的能量，可能引起糖尿病、胰腺病、股骨頭壞死、腰痛腿疼，並且增高罹患癌症的風險。所以，在治療上，必須注意觀察舌尖、舌前的隆起部位，只有疏通舌中、舌上焦的能量運行，才能治療各種疾病。

如果舌頭前部紅、紫，瘀滯得很厲害，可用赤芍一克，但要留意，治療癌症時不要用血藥（活血化瘀），不管是否有效，統統不用血藥，預防今後留下麻煩。在這種情況下，可以應用桂枝、九節菖蒲、杜仲各一克，這個衝擊力也可以衝散舌尖部的瘀滯能量。

針對舌尖非常硬、邊緣厚的情況，可用赤芍、桂枝各一克；舌尖整個都厚，可用當歸、桂枝各一克。舌的兩邊高，前頭不高，用桔梗、桂枝各一克就可以，如果大便特別乾，用栝蔞仁二克加桂枝一克。

郭老師在臨床上曾遇到一個頑固的食道癌患者，舌尖淤滯，很高很厚，像築長城一樣，他便應用川芎，因川芎作用於督脈段的疏通，即從大椎到尾閭。川芎能夠在此空間穿行，對脊椎有撞擊的作用，對脊椎的病變、脊椎歪曲、腰椎病變等都有效果。傳統本草講川芎能行血中之氣，空間醫學則把川芎作用的部位具體化。傳統醫學中，川芎治療頭痛，而空間醫學認為這是因為它解決了清升清降的問題。

不管是什麼病，只要公轉正常運行了，其他的病就會減輕。

## 2 舌尖缺陷

如圖5，因氣血循環不良，心前區能量不能向前湧現，心臟供血不足、物質缺乏，故舌尖缺陷。

見了舌尖缺陷這樣的舌象，用棗仁就好，但如果是大便乾燥者，就用當歸，大便次數多者，用棗仁七克，就解決了。

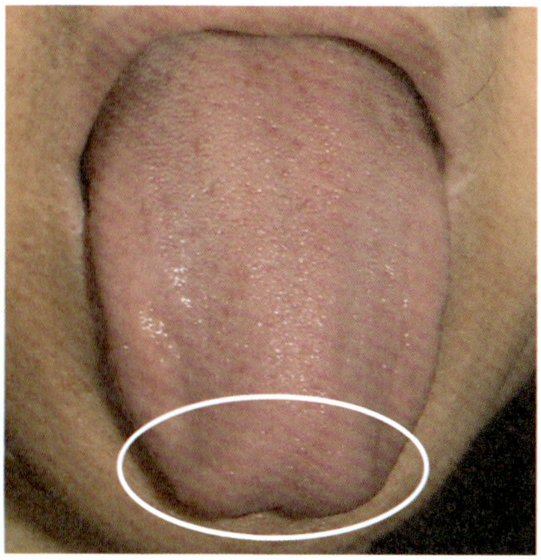

圖5

# 第十一章

# 舌中隆起看人體的新陳代謝

舌中間高凸、隆起的部位，象徵中焦部位有物質能量積聚，因而阻礙能量流通，形成了高凸或隆起的現象。相對的，凹陷、低窪的現象，則代表物質能量的不足。

舌中的位置，是在中焦區，位於上焦線和中焦線之間。舌中的隆起，代表著阻礙能量流通的部位，是病灶發病的部位，但不是病因所在。在空間醫學的病因論中，任何引起高凸隆起的原因，都是物質的積聚。不要管什麼病情，什麼樣的病因，比如氣喘、腰痛、腰椎間盤突出，從舌診上的診斷，就是舌頭中間的隆起，物質能量的積聚把中焦堵塞，能量上下不通了，就會引發腰椎病變。最好的治療策略，就是把中焦積聚的物質能量疏散開，**必須堅持在隆起部位前方的空間至虛，只有至虛，才能消除後方的隆起，這是空間醫學診斷的方法和治療特點，從高凸、隆起部位的前方來尋找病因，瞭解是什麼原因引起隆起。**

舌中可區分為三段（舌圖6），分別對應到人體的不同部位，可以看出人體新陳代謝的情況：

1舌中前段的隆起，主要看膻中區和橫膈膜，反應了物質和能量的交換。

2舌中中段部位隆起，主要看上腹部，看下腹腸中的淤滯問題。

3舌中中後段部位隆起，主要看上下腹部，看推動力及運動力，以及下焦空間水分的濕度問題。

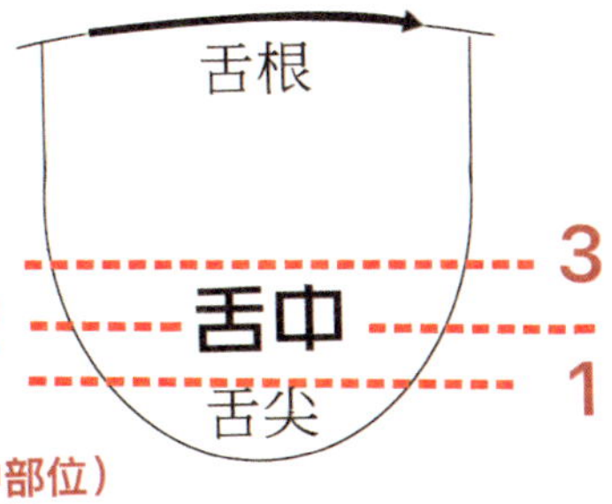


圖6

## 舌中前段（膻中部位）隆起

如圖7，舌中前段的隆起，與膻中區和橫膈膜（位於胸腔、腹腔之間）能量不通暢有關。

膻中區問題反映了頭部的病變，表示信息庫的能量不暢通、不清亮。郭老師透過臨床經驗和多年的觀修，在課堂上公開傳授寶貴的經驗：

「膻中有兩個作用：一是信息的發源地，另一個是物質的收容地。心主思，出於膻中，上歸右腦，幻景、靈感、功能都是出於右腦，所以膻中是個疏通、接收、發放的地方。

有人提出『右腦革命』，但我認為，右腦革命實際上是信息庫革命，因信息庫能夠收發放信息，才能達到右腦革命，這牽扯到高層次的修練。如果我們短時間內要修練成功，膻中必須先疏通，才有空間收容物質。

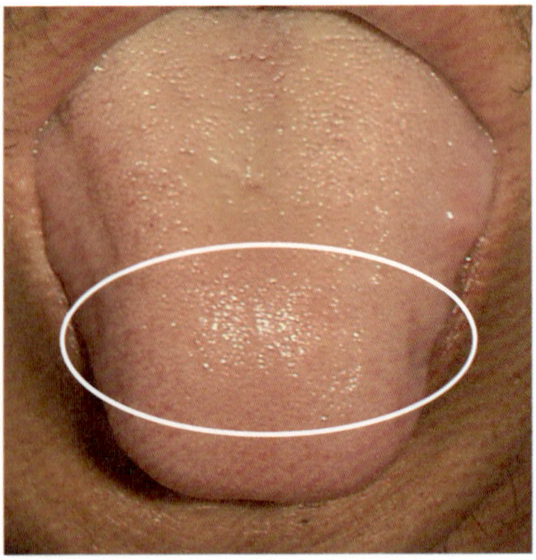

圖 7

對於膻中的研究，我還發現到人的右心房、右心室與膻中相對，人體的循環、回流，都與心臟的回流是分不開的；心臟的回流是胸與腦部的小循環，在回流過程中能夠促進大循環運動。

如果沒有進行修練，是發現不了膻中與人體回流、促進大循環運動的奧妙。所以，空間醫學在治療各種疾病時，以治療膻中為主，清潔膻中，增加回流。

頭和面部的出口在膻中，膻中的出口在大椎。西醫講，大椎與人體的腦有一定的關係，是非常正確的，因為大椎的功能正常與否，對頭部影響很大，同時，大椎又是公轉後半部能量下沉的出口。所以空間醫學治病，掌握的是出口，比如我們火灸做的肩胛縫，是上焦空間的出口，我們講的四縫（兩肩胛縫、兩胯縫）是上焦、下焦的出口，我們講的尾閭是上焦物質的出口，在出口方面上，物質的出口以腸道管內影響管外，能量的出口以肩胛縫空間影響尾閭之中，這又是空間醫學的特點，傳統醫學中不講這個問題。

此外，舌中前段隆起部位，證明藏有心事。對於心情煩躁、莫名發火的人，膻中是治療的關鍵地方。

膻中區的隆起也會引發身體各種不適，除了頭痛，影響精神和情緒安定的問題，也和背痛、胸痛有關，亦會影響三焦的暢通；甚至包括眼、耳、鼻、嘴的開口，都在膻中。

膻中是頭部能量循環的必流之處，所以，頭和面部器官的新陳代謝，都要通過膻中。解決舌中前段隆起，必須先將膻中區能量疏散，再用腹腔的能量向上撞擊，才能獲得解決。」

傳統醫學也重視治療膻中，認為心主思，膻中不清，則腦亂矣，因而有牛黃清心之講，以「安宮牛黃丸」治腦部病變，就是在清除膻中部位的燙熱，所以它治療腦部病變。

空間醫學則以九節菖蒲為首選藥物，並結合解決舌尖部的用藥為基礎。此外，也將舌中前段的隆起，分為膻中區和橫膈膜的用藥。

## 膻中區的處方用藥

郭老師對膻中部位隆起的病例，研究得非常透徹，而小小方在治療舌中前段的隆起時，以清除膻中為首要，膻中淨空了，頭部的回流與新陳代謝就正常了，頭部的壓力問題調整好，功能正常了，頭部的病變就都解決。

治療舌膻中部位隆起，必須考慮舌尖的問題。

以舌尖來講，可能出現舌尖高緊厚、舌尖緊翹、簸箕舌、棍舌等四種情況，還要結合症狀，如四十歲以上的男性，和四十歲以下無月經問題的女性，可以用赤芍；如果是有血症的患者，不能用赤芍，因為赤芍會破除胞內物質淤滯，使胞內物質轉化為胞外能量，具有行血的作用。要清除舌尖的淤滯時，運動最快的藥物就是赤芍。

對於上焦區域隆起的各種情況，要分別對待。如果舌膻中部位隆起或凹陷，可應用九節菖蒲來解決膻中的能量高低。舌膻中部位隆起，代表能量高了，頭部的血液不能回流到右心房、右心室，小循環受阻，就會頭部昏、脹，心情鬱悶、煩躁，容易出現精神方面的問題，可應用九節菖蒲、香附各一克，助中焦能量上升，就能調整人的精神問題，使大腦的神智清醒。浙貝母也能夠使上焦的能量越肩胛向後背區域運動，降低胸部的壓力，回復正常的清升濁降運作。凡是胸膈以下的病變，浙貝母都能治。但能用九節菖蒲的，就不用浙貝母，因為九節菖蒲在運動過程中是一條直線，有一股猛勁，能夠直達命門，而浙貝母沒有九節菖蒲的衝擊力，但舌尖高凸乾燥，缺乏汁液的舌苔情況，就不能用九節菖蒲。

栝蔞仁也能夠解決上焦部位隆起的問題，同時還能夠清肺、利大便，如果舌上焦部位隆起，並且大便乾頭或幾日一次，就要應用栝蔞仁。

從舌質上看，無論膻中部位是隆起或凹陷，都能用九節菖蒲。因為凹陷部位是肌肉無法飽滿。另一種情況是因為中焦的能量不能向上輻射，膻中部位得不到能量的補充，所以舌膻中部位凹陷（圖8）、無力。此時，只需要調動下焦的能量，用九節菖蒲二克、香附一克就能調整過來。

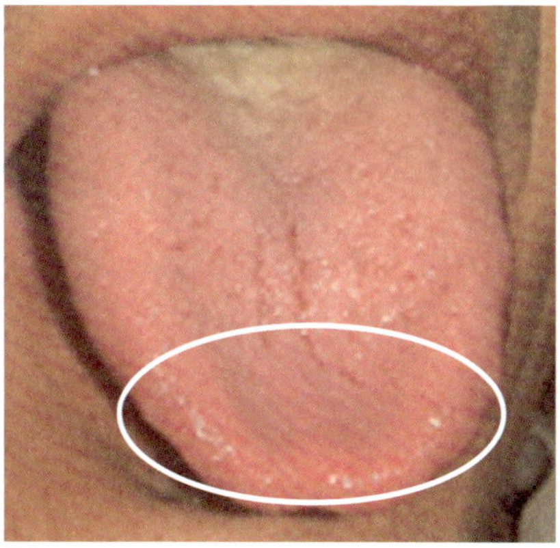

圖 8

當九節菖蒲只用二、三克時，往往會出現腰部痠痛等現象，可以用杜仲、毛狗或枸杞一克補充，或加大九節菖蒲的劑量。

郭老師在臨床上發現，膻中部位的能量積聚過多，往往會心情煩躁、胸悶，可應用九節菖蒲二、三克，打通膻中到後背的通道，從而疏通膻中部位積聚的能量，降低胸腔的壓力。在解決上述問題的同時，頭部能量也向後背運動，隨後，腎部能量將向上補充到頭部。另外，若應用九節菖蒲七克，能使心臟周圍的能量向後背輻射，並向下運動到腎臟，心腎相交，具有補充腎臟能量的作用。腎臟能量充足，自然上濟於腦，如此一來，腎與腦兩者都可以兼顧。

現代人普遍都有亞健康的問題，有上實下虛的症狀。上實，就會出現頭暈、胸悶、背沉，背部壓得慌的症狀，因而引發下虛，兩腿沒勁。所以郭老師說：

「來看病的人，我都需要幫他換頭，都需要九節菖蒲、白蒺藜、菊花、夜交丁來更新大腦的能量。頭部清亮，頭部血液循環正常，思維正常了，哪還有頭痛、腦血管的病。」

以實治空，就是郭老師開方的妙訣，有別於傳統醫學說的「寒者熱之，熱者寒之」的開方思路。至實至空，就是想盡一切辦法不能讓能量丟掉，而是使人體的能量從背部向下走，過會陰，從後往前返回到腹腔，就能增強下焦的力量，並能向上衝，促使身體健康。

以實治空的例子，郭老師還舉五味子來說明：

「腦部病變，或快要血栓的人，小便往往多了，下焦氣虛了，提不上來了，就口乾，這時要用五味子，把能量補上去，津液補上去，口就不乾了。

因五味子能使腎部能量充發上去，五味子補肺氣，所以對不咳嗽的人，我也開了五味子，這就是空間醫學藥物和其他不同之處。

小小方的處方，就是至實至空，你上部（膻中）實，我讓你上部空；上部空了，頭部一切問題就解決了；背部空了，胸部一切問題解決了；腰部空了，背部解決了；腹部空了，腰部就解決了；胸部空了，腹部就解決了。這就是治療大法，沒有臟腑這一講。」

膻中是非常關鍵的地方，不僅在醫療養生上是如此，如果修練者要提升身心能量，也要把膻中部位淨空，把能量疏散開，而這必須應用腹腔的能量向上撞擊，才能消散開。在用藥上，當舌中心高時，可用九節菖蒲、浙貝母、桔梗來挖空前部，後面能量高的地方才有空間向前移動。

## 橫膈膜的處方用藥

如果舌膻中後面高，就要考慮橫膈膜的用藥。

橫膈膜是橫向的肌肉，為分隔胸腔與腹腔之間的一層類似膜的肌肉，它的上方是胸腔，下方則是腹腔。

當舌中前段隆起時，除了要淨空膻中之外，還要清理橫膈膜，保持胸腔、腹腔之間的暢通，如果此處有物質能量積聚，就會形成各種疑難病。

橫膈肌是一個動力點，如果膈下有物質能量積聚，時間長了，會影響肝臟細胞的輻射，引發肝部的病變。也就是說，時下的許多肝病，是膈下有物質能量積聚，兩肋能量無法向外焦轉輸，導致能量瘀滯而回堵到膈下所致。

所以，生麥芽、桂枝各一克，能夠使肝部（在人體右側）周圍的能量向左運動，只要一運動，能量自然就會疏散開，肝臟功能就恢復正常。

郭老師運用生麥芽來清理橫膈膜的論點，深深受到清末河北名醫張錫存所著的《醫學衷中參西錄》的啟發，張錫存老前輩擅用生牡蠣、生龍骨、生麥芽來入藥，尤其對麥芽的藥用講得很好。郭老師說：

「我在學醫時，非常崇拜《醫學衷中參西錄》。以生麥芽、桂枝各一克，去解肝之危，效果好，藥味不用多。把氣輻射到了左邊，左邊膈下的氣鼓動的力量變大了，對心臟是一個撞擊，因此，生麥芽加淮山藥，可治心悸、心臟衰弱。

開小小方要懂得病因，才不會被病名匡住我們的思路，處方才能靈活多變。要清理橫膈膜，除了生麥芽，也可以用桔梗，這味藥可引兩肋能量沿人體兩側向上運動並輻射到外焦，肝臟不適的問題很快就能獲得舒緩，效能會比柴胡、生麥芽、茵陳、薄荷、烏賊骨、菊花等這幾味藥更好。

這也就是空間醫學獨特之處，猛攻不如巧妙治病。

比如肝癌，不要直接用治肝臟的藥，這是引蛇出洞，把肝癌高濃度的能量向外移動了，必然影響到其他部位的病變。我們不管肝癌，只管公轉暢通。公轉暢通了，它的力量很大，運動力很大，肝臟的能量必然向公轉輻射。輻射多少，公轉帶動多少。雖然說癌症有轉移，但是沒有任何的病變，因為它轉移到大江大海裡，濃度被稀釋，就不是癌症，就沒有癌細胞，所以我們不要怕轉移。

對於肝癌的病人，如果是用傳統醫學治病，必然要用柴胡湯、逍遙散，來化解肝臟周圍的能量，但是我叮囑大家，一定要戒用柴胡湯。肝癌的病號應用桔梗最好，雖然桔梗是疏導兩肋的能量向上走，並沒有治療肝，但兩肋的能量走了，肝的能量才能向兩肋補充，今天走一點，明天走一點，癌細胞收縮、萎縮了，肝臟的腫瘤逐漸由大變小，由小變沒，肝臟就正常。什麼樣的癌都是一樣的，不要去管它，都要去叫它變，叫它自己變，叫它自己投降，消耗它的兵力，這就小小方的竅門。」

## 舌中中段部位隆起

這代表中焦不疏通，需解決中焦的積聚，以消化的問題為主，要有腸中常清的化食方法。對治消化不良時，不要光治胃，不管舌中中間的苔是厚或薄，只要是腸中不清，首先要解決腸中的淤滯，因此，排解宿便、大便硬、大便沫、大便濃、大便硬塊、大便硬結、大便塊結等情況，是治療疾病的關鍵。

習慣性便秘，或者便多，這也是水的問題，腸部的水多或不多，或者津液分布不均衡，都會使腸部發生問題，造成人體的疾病，特別是疑難病及癌症，必須將宿便清除，讓腸部細胞運動，才會健康。

宿便裡有黑球、白球、硬球，都是阻礙我們消化吸收和能量運行的關鍵。使大便正常的關鍵，是腸蠕動正常，這有兩個能量的撞擊，一個是肺部的能量通過背部下行到命門後，向內部走，進行撞擊腸部，應用栝蔞仁、桂枝的效果很好。另一個是腸部的微循環之微細胞的運動，應用當歸、桂枝配伍的效果很好。

針對大便乾燥者，切記不要用川軍、芒硝、檳榔、芡實來直接瀉下。若要讓腸蠕動起來，一定要行中有補、行中有瀉，行中至補、補中至行，只補不行則會淤滯。取得很好的效果之後，才能夠增強免疫功能。如果膻中後面高，或者舌中中段部位隆起（圖9），大便次數多、大便稀、早晨便者，用焦三仙，能把後頭的物質就地消化。

如果大便乾，要將後頭的物質從腸部瀉下，就用焦四仙，一般情況各三克。

舌頭整個都高，而且大便乾燥，但不是癌症者，用當歸二克、桂枝一克，就能使腹腔細胞運動。

焦三仙究竟有什麼作用？焦三仙不是治消化，但是傳統醫學都這麼說。空間醫學深刻體悟到，焦三仙能解決中焦空間胞內、胞外過多的物質能量，消除舌中中段部位的隆起情況。牛皮癬、白癜瘋、皮膚病患者常有此種舌苔，傳統中醫講脾主肌肉，中焦隆起表示肌肉細胞運動失調，才會長牛皮癬、白癜瘋等皮膚病。此時，可用焦三仙各三克，配蒲公英二克、獨活七克，效果很好。

看到中焦隆起了，就要想辦法找出口，一是往上走，可用焦三仙；二是就地消滅，可用焦三仙、桂枝；三是把空間的物質吸收到細胞內部，例如，厚朴是把中焦的能量吸收到腸胃，然後再排出去。所以張仲景有「三承氣湯」，包含了厚朴、大黃、芒硝，能解決中焦的問題。

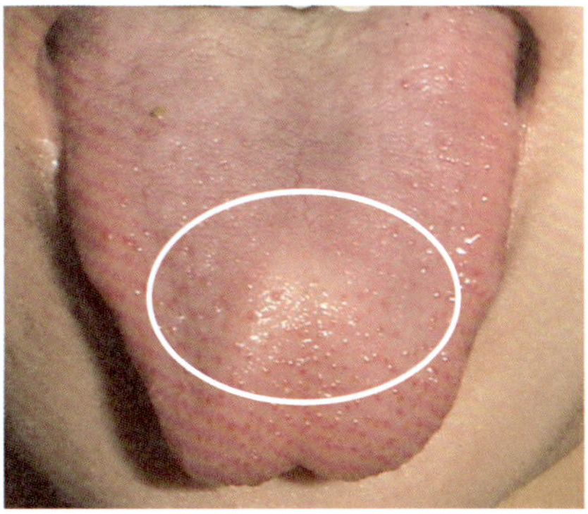

圖 9

傳統醫學在解決腰椎病變、腎虧的情況時，都得補腎。但小小方很少用補藥，為什麼？因為只要把能量高的運到能量低的地方，就是補了！

能量在運行調動的過程中，本來就是補，哪還需要用什麼補藥？所以，舌中焦隆起的話，讓能量往上焦走，就解決了中焦的隆起。如果隆起得太多了，可再開些消化藥，如焦三仙。

## 舌中中後段連帶隆起

如圖10所示，這代表中焦或下焦能量向上的推動力及運動力不足，中焦物質能量積聚、不疏通，將阻礙人體的清升濁降功能，與下焦空間水分的濕度大、細胞開合運動受到制約有關。

針對下焦隆起較明顯者，可以應用香附、白朮，把中焦掏空，替下焦能量的上升開闢道路，就可以改善腰椎病、直腸病、前列腺炎、前列腺癌、前列腺肥大、子宮肌瘤。

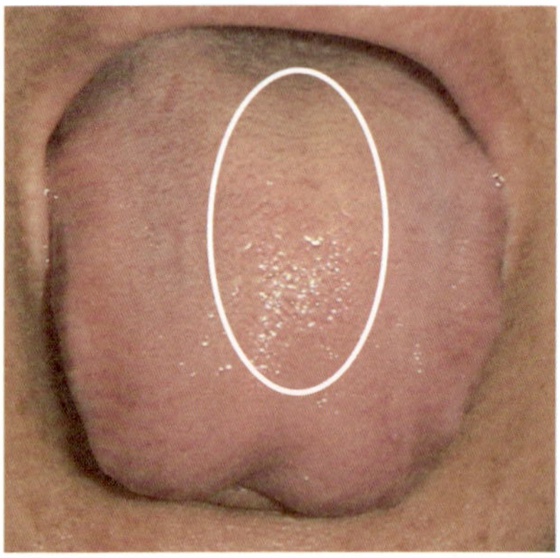

圖10

針對下焦大面積低窪或平坦者，可以應用蒲公英七克來補充人體下焦部位的能量，還可以應用杜仲一克，來增強下焦能量向上運動的動力。

## 舌的其他隆起情況

### 舌的整個邊緣隆起

如圖11，這代表三焦不暢通，肝細胞內、外物質與能量的轉化不協調，導致內外物質與能量的淤滯，即肝不舒。

氣血運行不順暢，容易出現淤血、高血壓、消化系統混亂、痛經、憂鬱症、頭暈目眩、身體乏力、失眠多夢、易暴怒、食慾差等症狀。

舌邊厚硬，像稜一樣者，可用赤芍、桂枝、連翹、獨活。舌邊厚大、濕漉漉者，可用佩蘭、桂枝、連翹、獨活。舌邊大、乾燥者，可用當歸、桂枝、連翹、獨活。

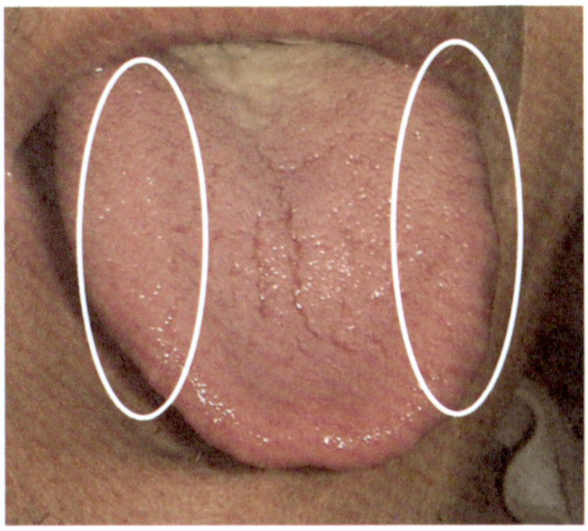
圖 11

## 整個舌面隆起

如圖12，此情況代表外焦空間（即背部區域）壅滿、能量阻塞，引發三焦能量無處轉化，積聚久之，則容易產生各個相關臟腑的病變。

用厚朴掏空中焦，減輕中焦的壓力，促進下焦能量上升，舌根的能量就空了，那麼舌尖的能量就會向舌根補充。

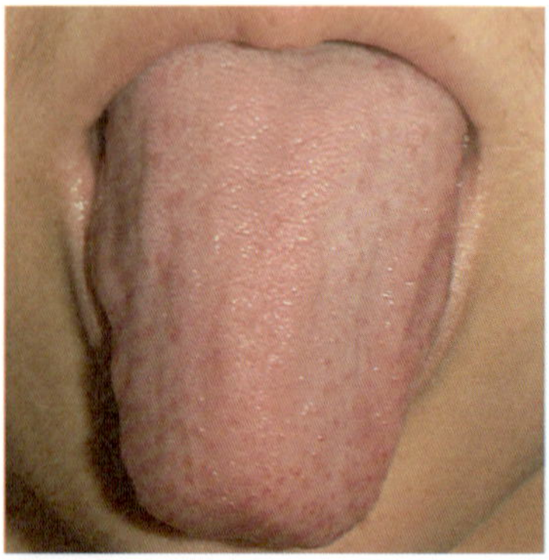

圖12

## 舌中線兩邊隆起

如圖13所示，一旦中焦物質能量不疏通、瘀滯而不運化，能量升降功能失常，就會出現上下焦很多病症。

舌中線兩側隆起或整個中焦區域隆起，如果大便正常者，都可以應用焦三仙，化解中焦物質積聚，使之轉化為能量。大便乾燥者，可以應用焦四仙，直接去除物質積聚。對於中焦區域隆起，若上焦區域不高，還可以應用香附，引中焦能量上升。

中焦區域隆起，還常見肝膽部位隆起，可以應用桔梗，將兩肋空間的能量提上來，參與能量運動。

與中焦部位相關的用藥，還有當歸、佩蘭、白朮。當歸能夠增加全身的水分，如果中焦空間水分不足，用當歸就不太合適，那麼可用白朮。白朮能夠補充中焦部空間的濕度，但在本草上，用生白朮是瀉，用炒白朮是補，卻沒有指明其中的原因。白朮的用法不同，發揮的作用就不同。

## 兩邊齒痕明顯

如圖14所示，這表示水液代謝不平衡。

水液的生成輸布及水液被人體利用後，剩餘水分和代謝廢物的排泄，出現問題。用藥請參閱白膩苔（第150頁）。

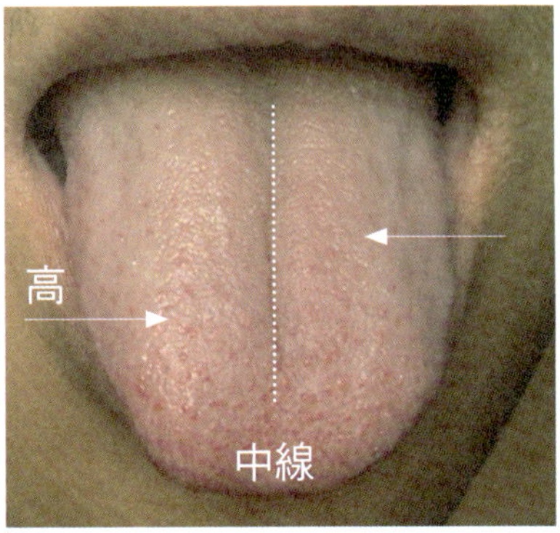

圖 13

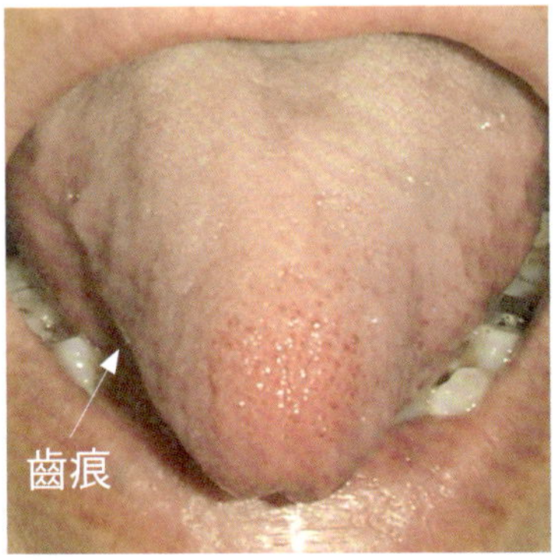

圖 14

第十二章

# 舌根厚膩看人體胸腔空間的污染

生命在於運動，在於細胞的吞吐、輻射，相互轉化。

郭老師在臨床過程中，發現到：

「舌質就是人體的胞內，舌苔就是人體的胞外。針對細胞內部，中醫講營氣、營、營血。針對細胞外側，中醫講衛氣。舌質的病變就是細胞內部的病變，舌苔就是細胞與細胞之間的空間的病變。

我做了大量的試驗，桂枝芍藥湯是使空間的能量向胞內運動、轉化，所以桂枝加白芍具有減輕舌苔的作用，舌苔就減少了，若應用桂枝、五味子、白芍，細胞外的能量就進來了。

相對的，應用桂枝、葛根、麻黃，細胞內的物質就出去了，胞內的能量物質向胞外運動、轉化，就增加了舌苔。

任何疾病都離不開胞內胞外，感冒、肚子疼、肝硬化、肝癌，什麼病都是胞內胞外。我們把胞內胞外調節了，就都解決了。

所以，我不主張化療和透過打介入液來對病變進行局部治療。化療會損傷細胞與細胞之間的能量，所以接受化療的人很快就沒力了，也就是傳統醫學所講的衛氣沒了，此時，要應用蒲公英；蒲公英可撞擊細胞，恢復能量的輻射，增強空間的衛氣，也就是增強空間抗病的力量。

介入會封閉細胞膜，它控制了細胞內部向外部轉化的功能。若用桂枝把細胞膜重新打開，重新啟動，這個病才能解決。

我們行醫的人都知道，無苔（圖15）的病人不好治，尤其是重病以後的舌苔絕大部分是鏡面舌。中醫有一個辨證叫「陰虛內熱」，此問題很難用滋補來解決，但只要把細胞打開，舌苔就出來了，就這麼簡單。

我們不要去固守陰虛內熱，只要開細胞，讓細胞內的津液向外

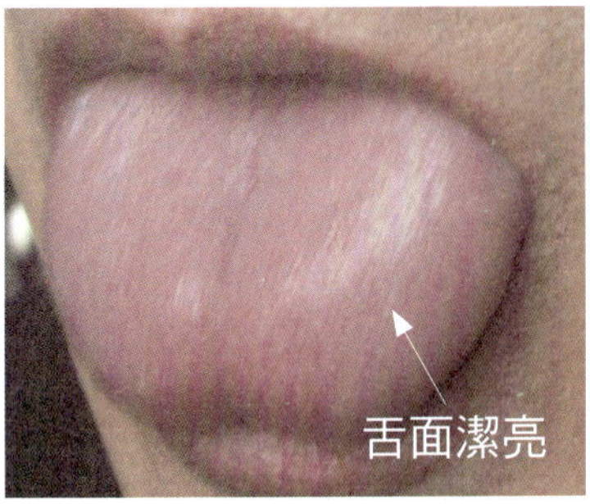

圖 15

輻射，舌苔就出現了。舌苔紅而無苔，是細胞內部的熱發散不出來，所以外面沒苔，一定要開口，應用桂枝一克、蒲公英二克。

癌症後期絕大部分是鏡面舌、乾燥舌，陰虛內熱，此時就是開胞，應用桂枝、連翹各一克就行了，開了胞，讓胞內物質向外輻射，舌苔就出來，陰虛內熱這個問題就迎刃而解了。如果按照傳統的治療，那得要用大量的滋陰藥，如生地、女貞子、花粉、板藍根等等。

所以，我提出要有繼承、發揚、創新的精神，也就是要繼承傳統古文化的精髓，並與現代的科學名詞結合，就能解決很多問題。所以舌診來源於傳統醫學和古文化，我們一定要用科學的觀點、方法，理解舌質就是胞內，舌苔就是胞外，而且一切疾病都是胞內和胞外的變化。我們不要去聽病名，如果聽病名，很多病就沒辦法治。」

郭氏舌診主要看舌質和舌苔，舌苔代表人體空間的能量。

尖部舌苔很高，代表胸部空間的能量很多。舌中間部的舌苔很多，代表腰部空間的能量濃度很高。舌根部的舌苔厚膩，代表尾閭空間的能量濃度很高。

舌根厚膩，是傳統醫學講的「濕熱下注」。

郭氏舌診重視舌根部的舌苔，因舌根代表人體命門到尾閭之空間的清潔度，以及會陰周圍細胞全體運動的力度，也就是元氣的盛衰，更關鍵的是，這是導致人體胸腔產生空間污染的來源處。透過舌根舌苔的濃度情況，便可以診斷命門到尾閭、尾閭過會陰到丹田，這一區間的壓力大小。

舌根黃膩的人，往往有肺癌、食道癌、肝癌的病變。黃膩苔是人體的命門到尾閭之間的空間濃度高，堵塞了外焦能量的出口，影響了橫膈膜以上的病變。所以在治療上，火灸尾閭是改變人體胸部空間的最好手法。

在空間醫學中，看舌根部的舌苔是診斷動力來源暢通與否的關鍵，而且一定要暢通動力，子宮肌瘤、子宮囊腫、子宮癌、膀胱癌、前列腺炎、前列腺癌、膀胱炎、膀胱癌、腎結石等下焦的病變，都是因為動力不足，如果把這一帶的動力解決了，這一系列的病都好了。

很多人認為，腎不納氣，是腎氣虛不歸元。郭老師的獨特觀點則認為：腎不納氣是因為上焦的能量越肩下行時，只能走到背部，而到了腎臟時，能量就過不去了。

因此，腦部和橫膈膜以上的病變，一定要破解命門到尾閭之間的空間能量濃度，在此區間，任脈會陰段的壓力必須降低，才能夠為督脈命門到尾閭段開闢通過的道路。很多疾病都是命門到尾閭這一段能量濃度增高、壓力增高所引起的各種病變，只要讓它暢通，腎不納氣亦即解除。

## 舌根厚膩的治療方法與用藥

傳統醫學治療濕氣下注的重點在健脾，以白頭翁、蒼朮、薏苡仁為主。

空間醫學則採取清升濁降的治療策略，淨空中焦，助益下焦能量上升，達到化濁的目的。

在空間本草中，只要運行路徑有經過命門到尾閭這一區間的本草，都能作為治療舌根厚膩的問題。

以杜仲為例，起點在命門，從命門下行，過會陰後，走至下焦。所以它不是補藥，是腎臟的運行藥物，把命門到尾閭之間的物質拉到人體的丹田部位，命門到尾閭之間的空間空了，厚膩情況解除，肺部的能量順降了，就有新的能量往命門到尾閭補充，這就是它的第二個作用。此外，杜仲也能夠使頭部的能量向下降，因此能治高血壓。傳統本草類書籍並沒有記載杜仲能治高血壓，但實質上，命門到尾閭空了，頭部的能量下來，血壓就下來了，所以杜仲可治高血壓。

杜仲的第三個作用，是把命門到尾閭這一段的能量運行到下丹田，於是增強了下丹田的能量，激發往中上焦撞擊的力道，因此，也能治療神經衰弱、心臟衰弱和宗氣不足的問題。

郭老師用一個簡單卻非常精闢的比喻，來向學生說明：

「我們要把小方看作一個大方應用。雖然我們只用一克杜仲，但是從頭降下是一個作用，從命門到尾閭的空又是一個作用，從丹田的實來上推又是一個作用。在運動過程中，所經過的區域都會引起骨牌效應，能自動重新啟動人體功能的調節。空間本草的二十五味藥，每一味藥都超出了《神農本草經》的範圍。」

## 黃膩苔和燥膩苔

尾閭的空間在舌根上的表現有兩種情況：

一是燥膩（圖16），水液、津液不足，傳統醫學上有「二妙散」，以黃柏、蒼朮來治燥膩。

二是黃膩（圖17），為水汽過盛，可用白頭翁治濕膩、濕黃，減少尾閭空間的水濕，無論是肝病、胃病、肺病，或是四肢、腰、關節疼痛，白頭翁均可治之。可根據舌根部黃膩的程度而定，重則用多，輕則用少。

單純解決尾閭周圍空間的濕熱，應用七克即可，若應用三十克，可以瀉肺火、心火、胃火，將尾閭周圍空間的能量降

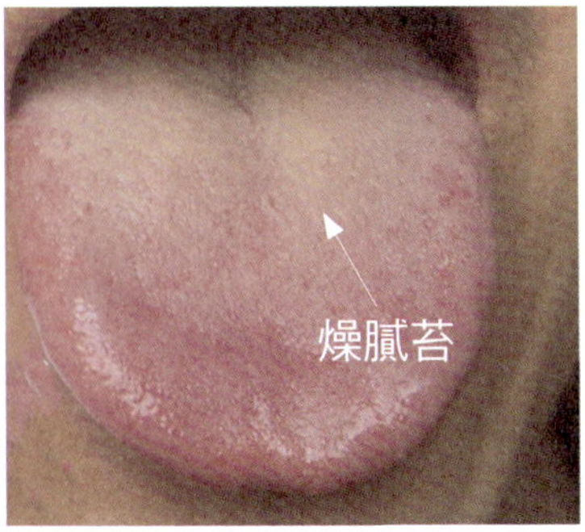

圖 16 燥膩苔

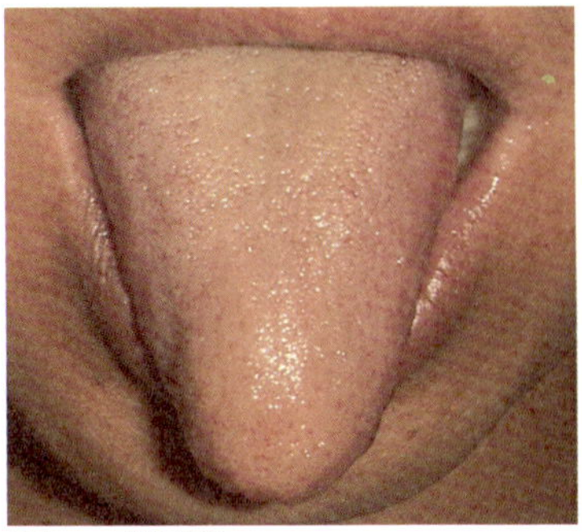
圖 17 黃膩苔

到至虛，使得上部能量下行。如果情況更嚴重，可以用到六十克、一百克。如果發現腰部周圍發暗，但舌根並不黃膩，甚至舌無苔，表示腰部空間能量不足，不能應用白頭翁。能量不足時，只能應用枸杞、枸杞、薏苡仁，來調整命門到尾閭之間的能量變化。

## 白燥苔和白膩苔

白燥苔（圖18）代表空間燥，為津液不足。白膩苔（圖19）代表津液有餘。

癌症病人調節水液功能失常，出現水腫現象時，舌苔的上下都會呈白膩苔，舌苔都滿了，中醫認為是濕熱太多了，在傳統處方上，應該是清熱利濕，但是，《溫病條辨》提到，最難治的濕和熱參雜在一塊兒，祛濕留熱不行，祛熱留濕不行，所以濕熱病是中醫最難處理的。

郭老師特別聚焦於在舌苔上因濕熱引起的病，如類風濕、癌症，那麼該怎麼治濕熱？

郭老師曾經這麼說：

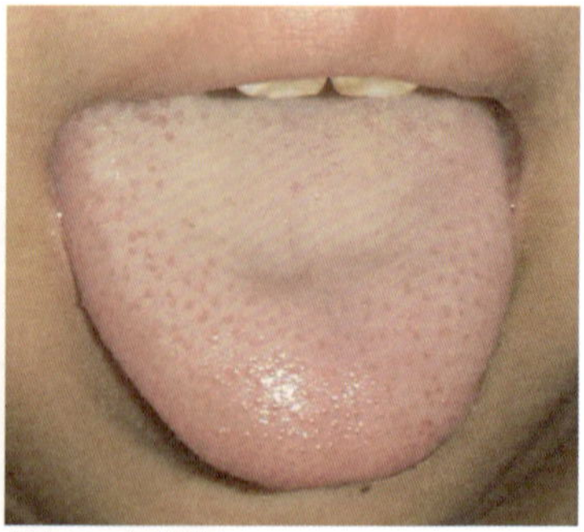
圖 18 白燥苔

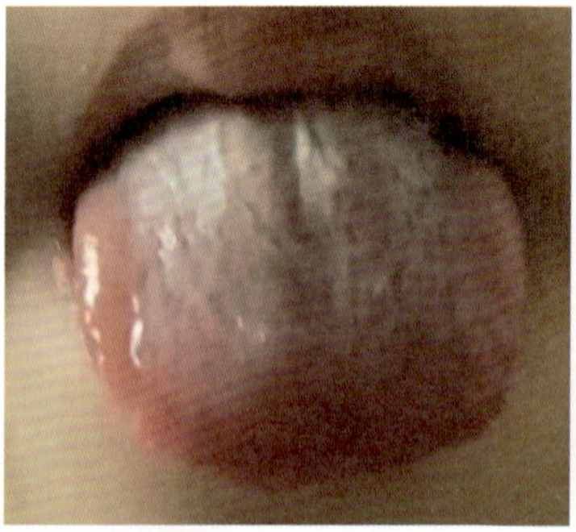
圖 19 白膩苔

「由於舌苔是流水過程中水面上的雜草，空間能量的多餘，如果在流水過程中把雜草清除，就能解決問題。所以，遇到這個情況時，我們要管的是疏通河道，只有河水流通了，河水的雜草才能解決，才能夠清除污染，所以我在治療這種病的過程中，從不應用治濕熱的藥。我們都用白花蛇草、半枝蓮、茵陳、兩頭尖等等來治癌症。實質上，如果把前頭的水疏通了，病就非常好治了。

在觀察舌苔的過程中，我們特別要注意大小便，對大便乾的人一定要補充水，對大便稀的人一定要先去水。如果水在三焦的某一個部位瘀滯，我們用什麼樣的藥都不靈。我們用藥就怕水，香附特別怕水，如果中焦的瘀滯有大量的水汽，用香附是沒用的，因為香附能夠運動能量、運動氣，但運動不了水，所以，不管人體什麼地方有水，先治水，這是關鍵。

水也有兩種，舌苔淡白，舌苔很潤，這樣的水是空間之水，也就是能量的水汽太多，空間的水濕太大，就用佩蘭來治療空間水。如果看舌質斷定了是水，但是舌質上有很多紅點，這個水是細胞內部的水，這時用佩蘭的效果就很低，應該用益母草，它能行細胞內部的水。這是水的區別，當空間的水濕太大，就用佩蘭；當細胞內部的水瘀太大，就用益母草。

不管是什麼樣的疾病，只要有水淤滯的問題，我們就先解決水，接著才能夠調整人體的能量運行。但是，在解決水的過程中，要注意用少量的藥物，一克就能解決了，佩蘭一克，益母草一克，把水往下一下，但不要把水完全排出去，否則無水也不能行舟，氣血就沒辦法運行了。所以，人離開了水，解決不了問題；人內部的水大，也解決不了問題。在水濕上，我們要注意大便小便。

大便乾者，舌尖上是一個高坎，用栝蔞仁。

大便乾者，津液不足，用當歸能增加水。

大便稀者，津液有餘，用佩蘭能夠排出水。

小便次數多，尿失禁的，是腎虧，就要讓細胞運動來恢復功能。

小便多、小便少、晚上尿床者，用蒲公英能幫助恢復功能。

小便解不乾淨、小便黃者，用獨活、蒲公英來把能量一轉，就不黃了。」

第十三章

# 舌型寬窄看四焦問題

人體的舌就是人體內部的縮影，舌質代表人體內部的物質情況，舌苔則代表人體空間的能量運行情況。

在具體的觀察過程中，我們首先要對人體內部的物質與能量運行之總體狀況來進行判斷，這可以從舌型、舌體潤燥、舌苔薄厚三方面入手。

舌型包括舌體的大小、軟硬、寬窄及歪斜等狀況。

舌的大小、軟硬，是人體細胞內之物質盈缺狀況的反映。

如果舌大而軟，表示細胞內水分含量過高。如果舌大而硬，表示細胞內物質含量過高且淤滯。如果舌小而軟，表示細胞內缺乏物質。如果舌小而硬，表示細胞內缺乏物質，並且物質有淤滯的情況。

舌型的寬窄，代表人體空間能量運行的暢通與否。

舌體的潤燥代表人體胞內水分的盛衰，潤燥適度表示物質能量轉化正常，過潤則表示無法轉化，過燥則表示無以潤化。如果舌體過濕，表示胞內水分物質含量過多，如果舌體過燥，表示胞內水分物質含量過少。

舌苔是人體空間能量變化的象徵。透過舌苔隱約可望見舌質的，即為薄苔；不能透過舌苔望見舌質的，便是厚苔。

黃膩濕苔，表示空間能量濃度過高，濕氣大。

苔黃且燥，表示空間能量濃度過高，但水汽含量低。

苔白膩，表示空間不清。

苔白且燥，表示空間燥。

苔黑且濕，表示空間水多濕重。

苔黑且燥，表示空間濁而熱極。

無苔，表示人體動力嚴重匱乏，胞內物質無法轉化為胞外能量。

對人體內部物質和能量的狀況有了基本的判斷之後，我們著重觀察舌面的隆起部位。首先，看上焦部位的情況。

## 舌型大小

這代表的是細胞內物質濃度的高低，例如，大而硬是表示細胞內物質濃度高且血瘀；小而硬是表示細胞內缺乏物質、物質瘀滯不運化；大而軟是表示細胞內水分含量過多；小而軟是表示細胞內缺乏物質。

### 1 舌大而硬

如圖20所示，此舌象代表細胞內整體物質含量大，淤滯且濃度高，對於舌頭大、乾，腸部不蠕動者，只需要用當歸二克、桂枝一克；若是癌症患者，則用焦四仙各三克、桂枝一克，腹腔就會運動了。

### 2 舌小而硬

如圖21，此舌象代表細胞內缺乏物質，而且淤滯不運化。

當歸和肉蓯蓉能補充下焦細胞內的能量濃度，增加壓力，

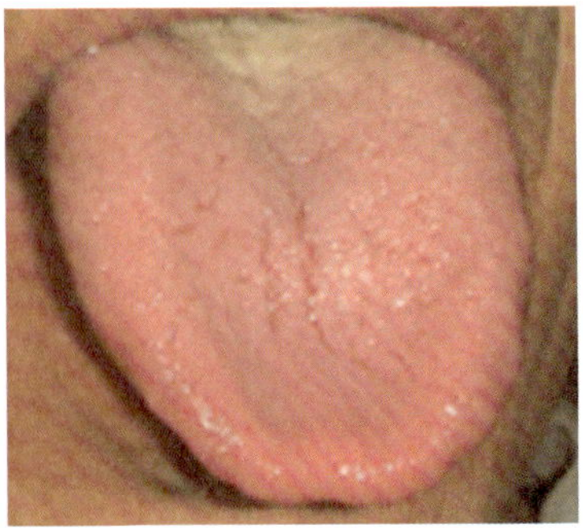

圖 20

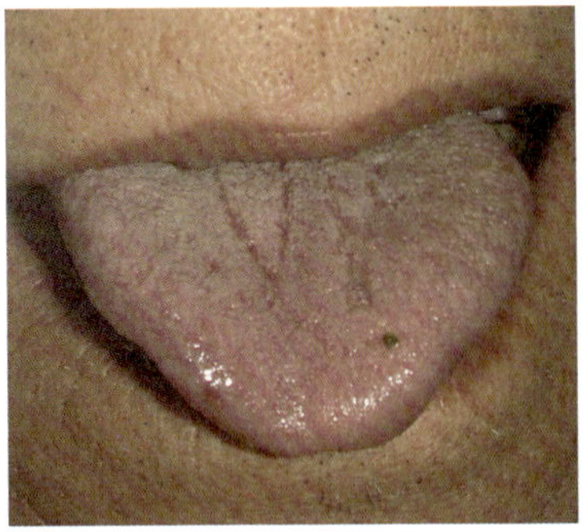

圖 21

以及增加細胞內水分並促進細胞內物質的運動。與蒲公英配伍，更能助益能量的運行。

### 3 舌大而軟

如圖22，此舌象代表細胞內水分的含量過大。

如果舌頭整個很厚，是水濕舌，大便次數多，可用佩蘭二克、桂枝一克調整水分，舌苔就會減少了。

舌苔相當於河道，舌質鼓鼓的，相當於河道沒有暢通。若想讓河道暢通，舌質上沒有舌苔，就要按照佩蘭二克、桂枝一克，清理中間，清理前面。

### 4 舌小而軟

如圖23，此舌象代表細胞內缺乏物質。

當歸和肉蓯蓉能補充下焦細胞內的能量濃度，增加壓力，以及增加細胞內水分並促進細胞內物質的運動。與獨活、杜仲配伍，可助益能量運行的動力。

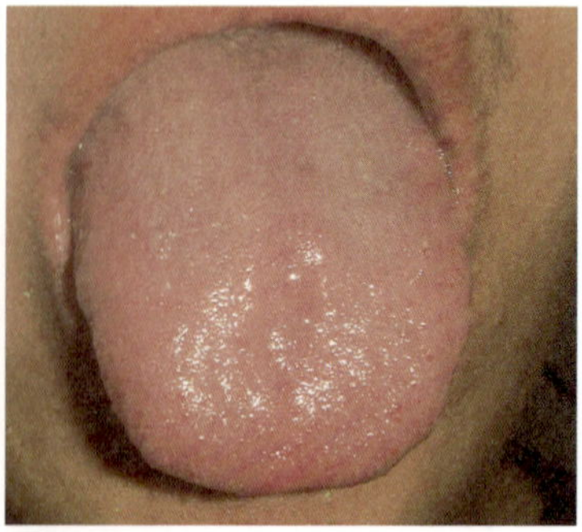

圖 22

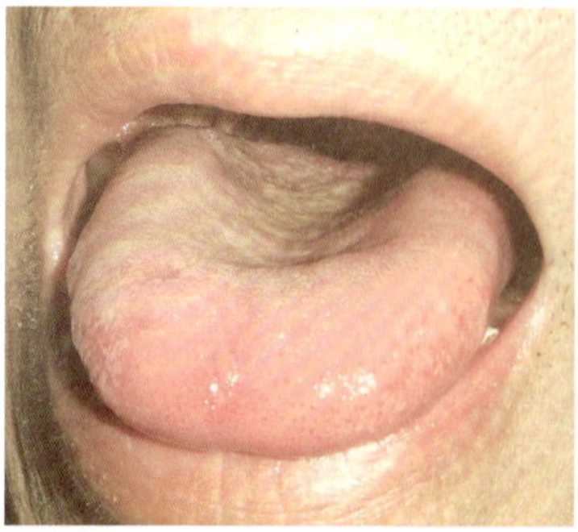

圖 23

## 舌型寬窄

透過舌型寬窄，可以看出四焦的問題。

### 1 桃尖型舌

如圖24，此舌型的上焦部位明顯窄於中下焦部位，表示上焦空間狹小，能量無法運行。舌型的寬窄，代表人體管道空間的暢通與否。突然的狹窄，是上焦血液之聚，任督不合，能量不能相交，應注意可能出現能量梗阻現象，也就是傳統醫學所說的血淤。

突然的狹窄，往往多見於舌尖部。要是很肥大、很寬的舌，突然在舌尖部狹窄，容易產生心肌梗塞、腦血栓。也就是說，任脈的能量向上運行時，突然淤滯，必然會出現血淤或出血。

所以不管什麼病，只要是突然狹窄，不考慮其他的什麼病，以桂枝、赤芍為主，先要解決狹窄問題。一定要注意外焦之背部、大椎以下要暢通無阻，用獨活、知母、白頭翁、蒲公英，可治療心血管、腦血管。

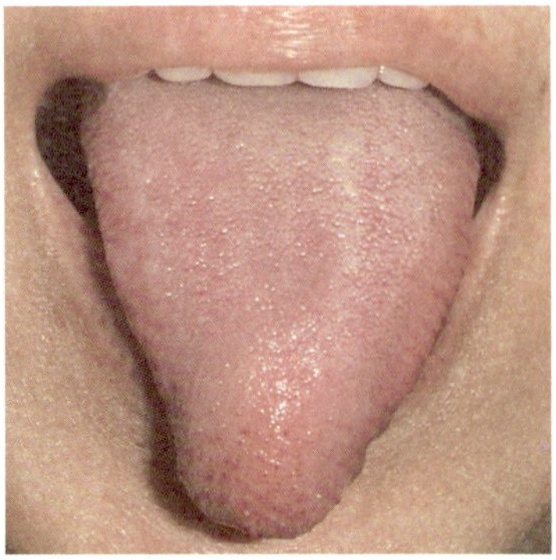

圖 24

## 2 布袋型舌

如圖25，在舌型上，舌根的寬度小於舌尖、舌中的寬度，表示下虛上實，下焦能量不足，缺乏推動力，問題在於上焦能量過剩，肺部能量無法宣化，不能越肩胛而下至外焦空間（因三焦淤滯而形成布袋型舌）。在此情況下，我們要疏通前半部，給後半部增加力量。所以，看舌型的寬窄變能瞭解人體淤血的程度和部位。

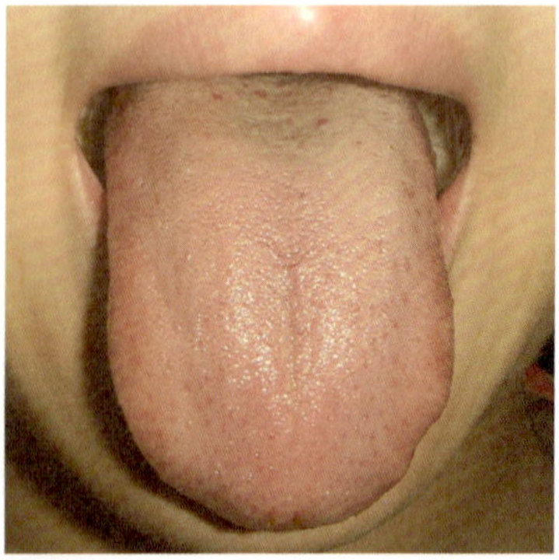
圖 25

舌根窄，前頭寬大，表示前頭水淤了，會出現胸部脹滿不通、心慌、氣短等症狀。在這種情況下，一定不要按心慌來治，越補會越嚴重。當前頭淤了，應用桂枝、佩蘭兩味藥各二克就解決了。淤在中焦的話，用焦三仙、桂枝，就行了。

## 3 棍舌

如圖26，在傳統臨床上，曾出現棍舌的患者，這個舌體像一個棍棒，圓筒舌質。原本正常健康者的體內空間會呈現空而不空，實而不實，空中有實，實中有空的狀態，但若舌體呈棍狀，則表示體內空間該空不空，三焦與外焦空間全部臃滿。此時，可用厚朴掏空中焦的能量物質，使能量回收到細胞內，轉化為物質，減輕中焦細胞外的壓力。一旦中焦的壓力減少，中下焦的壓力差加大，下焦的能量自然上升，隨之外焦能量會向下運動，上焦能量再向外焦運動，便促進了公轉的作用。

## 4 方型寬舌

如圖27，此舌型代表細胞內物質飽滿而不動。

此時，可應用桂枝、獨活、蒲公英，以桂枝先行打開細胞膜，使細胞內的物質與細胞外的能量自由轉化、調節空間壓力的平衡，接著，蒲公英和獨活以一行、一化，將能發揮事半功倍之作用。

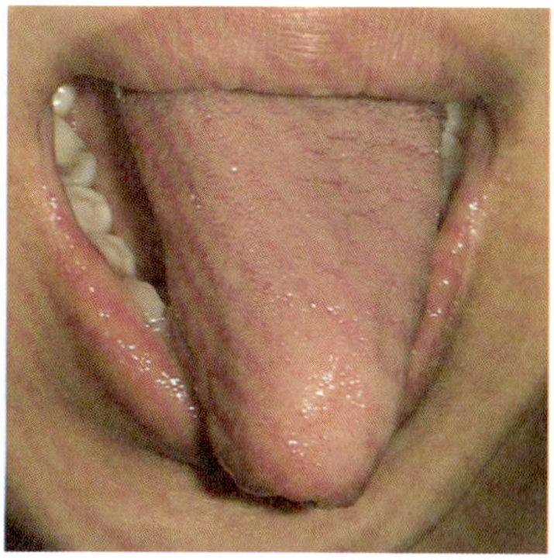
圖 26

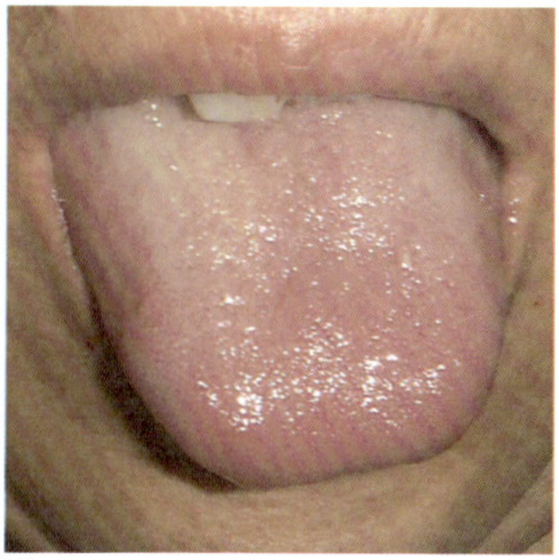
圖 27

## 5 歪舌

如圖28，舌伸出時偏向一側，可能腦部微循環存在障礙，要預防腦栓塞或腦出血等頭部病變。

當舌尖厚、歪時，要將能量搬往命門以下部位，可以應用栝蔞仁、九節菖蒲、浙貝母、杜仲。

舌的前半部中間高者，使用九節菖蒲能夠衝破舌尖入海口。後頭低者，可再配伍杜仲。

中間不太高，而是前邊高，則用浙貝母。

舌尖有稜角、大便乾燥者，用栝蔞仁。

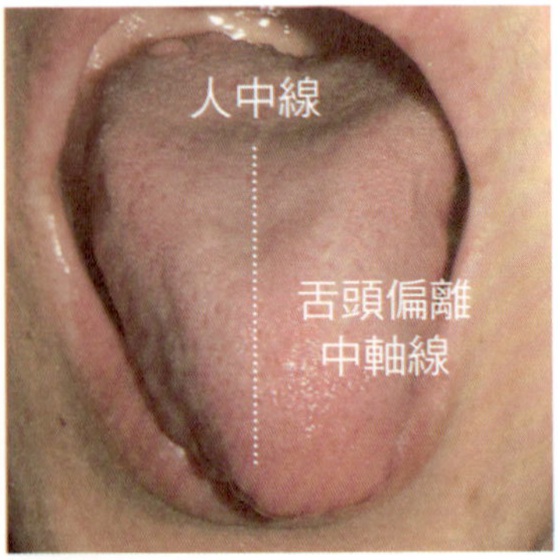

圖 28

第十四章

# 舌體燥潤代表人體津液的盛衰

舌體的潤澡，就是舌濕潤的程度，代表了人體津液的盛衰。潤澡適度則氣血暢通。人體的疾病就是一個水的問題，水多了，濕濁不通；水少了，燥濁也不通，因為無以潤化。水，是人體活動的樞杻，無水不成，水積不成，水分布不均也不成，要活必須有水。

回顧醫學史的發展，每個時期的傳染病和溫疫流行，都與濕有關係。把「濕」處理好，是人體健康身體的關鍵。清濕留熱，清熱留濕，在濕熱狀態下，能量就無法運化，所以有許多濕熱的論述，如《溫病條辨》、《溫熱論》。

此外，嚴重急性呼吸道症候群也是濕造成的。尤其濕喜歡鑽關竅，關竅裡有了能量物質，關節就會突出腫大，所以風濕性關節炎不易治。還有，風濕性心臟病、愛滋病，也都與濕有關係。

「濕」遊離在人體的空間，一般的藥不易解決，藥方大、藥味再多也沒用，用越多的藥，空間越亂；藥吃多了，人更不舒服。

從古到今的醫師都怕濕，都十分重視溫陽健脾化濕。郭老師的解說生動有趣，如下：

「大自然就兩個致病因素，一個是濕，一個是燥。燥濕燥濕相互調整，萬物更新，人體也是燥濕燥濕相互調整，皮膚潤化、氣血疏通。所以不管什麼病，用什麼方法，把濕調整好，這就是各種治療人體疾病的大方向。

就像三伏天這樣的濕熱交加，大自然的濕度很大，如果我們要用熱度把大自然的濕、熱給曬乾，人體是受不得的。那我們怎麼解決？一場雨過後，我們感覺清涼舒服，『三伏發悶以雨解，春季發悶刮風落』，春天發悶，一颳風就好了；夏季發悶，怎麼刮風也好不了。所以，一定要把水分降下來，這麼熱的天把水分降下來，把水分變成雨，雨下來到地面上，就解決了，空間就清涼了。天人合一，人體也是這樣，在人體內部下一場雨就解決了。

大自然之中為什麼這麼悶熱？不光是太陽曬得熱，在太陽輻射過程中，空間裡濕度太大，所以非常悶熱。人體也是這樣，人體的疾病多半是由濕引起來的。大自然離開了濕，行嗎？不行。人離開濕，行嗎？不行。人離了濕，就燥了，乾燥了，皮膚就乾燥了，臟腑就乾燥了、萎縮了。大自然離了濕，萬物就不生長了，所以大自然中的風、寒、暑、濕、燥、火，離開哪一個也不行。老百姓知道在三伏天晚上聽見地裡頭吧吧響，那是農作物在生長，大自然才開始變化了。所以，多了不行，少了不行。在治濕症的過程中，唯一的方法就是叫它青天（指空間晴朗無雲）。小小方處方中，白頭翁、薏苡仁這兩味藥就能解決這個問題。它們在調整人體濕度，只有調整人體濕度，人體才能健康。

空間醫學把本草改了一部分，認為桂枝能打開細胞，使細胞內外的物質與能量自由轉化，調節壓力平衡。在張仲景的《傷寒論》中，桂枝湯能治療很多疾病，但是都有一定的配伍，比說，桂枝配白芍，可以向內轉化，轉成細胞內實體物質，配麻黃能使細胞內物質轉化為能量物質，故有出汗的作用，瀉胞內的作用。

配葛根能疏通肌肉的作用，而肌肉的組成也相當於細胞的組成，但是桂枝只能達到使細胞出入方便。這是空間醫學本草的焦點關鍵。比方說茵陳，人說茵陳治療肝炎，但其實它不治肝炎，而是它的一個作用，能使肝臟空間裡的濕度減輕，肝臟細胞能量輻射方便了，所以肝臟恢復正常，才會說茵陳能治肝炎。說薄荷能治肝炎也不對，而是薄荷能打開肝臟細胞，使肝臟細胞能量向外輻射出表層，所以薄荷有解表的關鍵。所以，空間醫學主要研究藥物的功能，每種藥物只有一個功能，但可以達到千變萬化的效果。

比方說研究性病，土茯苓就治性病、愛滋病、癌症，它是怎麼治療的呢？在《本草綱目》中，土茯苓治十幾種病變，實質上，土茯苓只治人體空間的濕熱，凡是因為空間濕熱所引起的一切病變，土茯苓都治。這就是我們研究本草不同於《本草綱目》的地方。凡有牽涉到細胞不開的、細胞發緊的，桂枝就治，所以《傷寒論》的桂枝湯加減就有五、六十個方，因為所有的方都牽涉到細胞運動，所以張仲景不在治療，如果他在治療，也深入研究了細胞。

另外，白頭翁在《本草綱目》中被稱為不倒翁，能夠使人長壽；但白頭翁是普通的草，怎麼使人體長壽呢？正因為白頭翁能風化外焦空間的濕熱，使外焦空間清亮。風化也就是雨過天晴了，淨化太空，引濕濁化水而下，也就是說白頭翁有瀉下的作用。應用白頭翁開處方時，大便乾不乾是很關鍵的，大便乾者用三十克，相當於內部灌腸，把內部的水通過腸系膜打到腸內，使大便不乾燥，所以白頭翁有洩下的作用，這是本草上從沒寫過的。

還有就是白頭翁可以治瘰癧，也就是俗稱的老鼠瘡。我們認識到老鼠瘡的本質，是外焦空間濁度太高。在《驗方新編》上以及我開始學醫時，很不理解怎麼白頭翁能治療老鼠瘡呢？其實是因為老鼠瘡是人體外焦空間濃度太高，濕度太大所引起的。

葛根可以引水，引內部水，使得腸系膜空間的濕氣上升，外散於循環之中，有解肌、微汗出之說，所以，葛根在本草上能治很多病，能解內水達到微循環。

人體的疾病一切都在水上，觀舌就是觀舌的潤濕、熱而已，治療也都在水上。有水濕之苔，但大便乾燥者，是水布而不均勻；乾燥的便，就是腸部水分缺乏，其他地方的水分就多餘。不要認為經常大便乾燥的人是缺水，其實是水的分布不均，是腸部不蠕動引起的。這時，要讓腸部蠕動，增加腸系膜的水分，應用當歸、桂枝兩味藥。當歸二克，最多四克，桂枝一克，患者吃了以後，能夠使小腹部開合運動。腸系膜細胞運動起來了，水濕就解決了。

此類型的舌苔，如果是舌尖部不厚，舌中心燥濕不均，應用桂枝、當歸。

舌尖部厚膩，應用栝蔞仁來降肺氣而通大便。栝蔞仁通大便的關鍵，是將肺部的能量通過背部向下運動到命門，是往腹腔運動，然後推動中焦部、下焦部的腸系膜發生了運動，所以它治療大便乾頭。在一開始大便頭非常乾的情況下，我們用栝蔞仁，根據情況決定用量，可以達到五克、六克，使肺部的能量整體向下運行。如此一來，人體中焦部的能量必然向上運動，所以各種癌症，只要是上部舌苔厚，都可以用栝蔞仁。而且它能滲透到中、下焦，不是往下走，而是往內部走，這是栝蔞仁的特點。這跟本草類書籍所說的不大一樣，歷來這類書都說栝蔞仁降肺氣而潤大便，卻沒有說清楚栝蔞仁潤大便的原理是什麼。

我們在藥物上，不要強調藥物的主治，用這味藥治療什麼，只要研究它對人體的作用就行了。換言之，肚臍以上所有的能量，栝蔞仁都能拉空，它不光是舌尖部的能量向後運動，一旦舌尖部的能量虛了、少了，必然引起中焦的能量上升，這就是小方一藥多用的關鍵。

所以我們在潤燥關係上，不要說蒲公英能夠濕潤、治燥。總之，它能夠使細胞功能恢復正常。而且，蒲公英能夠走到人體的各個部位，所有的轉移性癌症、骨癌，它都能夠去推動，使細胞功能正常。

所有的疾病都與水有關係，空間醫學在治療上只是調和水而已。在病因上，水也是人體致生疾病的因素。至於傳染病，燥和濕是致病的原因。各種菌種，一言蔽之，都是濕熱所致。不要管什麼鏈球菌、葡萄球菌、桿菌，這些菌都是濕熱所造成。所以，我們只要把人體的濕熱水分解決了，就把致生病菌的地方都解決了。

一切傳染疾病，都是在燥與濕的基礎上引起的，人體的橫膈膜以上的傳染病，都是以燥為主，人體的橫膈膜以下，都是以濕為主。所以在傳染病上，一是高熱與腸胃病變；另一是高熱與頭部病變。在治療傳染病上，首先是外焦空間的清潔、暢通。獨活、蒲公英是行則化之，走則散熱，這個非常重要。在運動過程中，能量的行就化之，就破淤；那麼在散的過程中，就清熱。為什麼？假設這個點為熱，我們讓這個點的熱往前走，走得越長，它的熱力消耗越大，不用清熱藥，它的熱就沒了。所以，公轉是清熱解毒。如果這個點是寒氣，我們讓寒氣走得越長越遠，這個寒氣就越少，所以公轉又是補虛的作用。因此，公轉既是補又是瀉，既是清又是化之，而且在處方過程中，走得遠是關鍵，不要卡陷在中間，所以中間不用藥物。應用蒲公英、九節菖蒲、獨活三味藥，能從會陰經過膻中、頭部、背部命門，再從命門一下子走到尾閭。二味藥：蒲公英、獨活，也照常走到尾閭。要是多加幾味藥，比方說加桂枝，它反而走得近了。為什麼？因為桂枝會使細胞開合，把力量給截止了，所以走得近，走得近了就沒有力量。所以在開方過程中，藥味越少，效果越好。如果用蒲公英、九節菖蒲、葛根、獨活，那就麻煩了，這個力量只是在背部，因為葛根把所有力量在背部給截止了。

所以我們怎樣增加它的動力，並且在中間不叉開它的動力，還要增加它的動力，讓它在運動過程中有力，才能把病治好，這就是小方治病。所以在治療傳染病上，首選治外焦空間的清潔、暢通，用獨活、蒲公英就可以。空間醫學調節澡濕就是治療大法。在傳統醫學上，也可以是調節陰陽法。

人體什麼病都是個水多，什麼病都是個水少，如果遇著各種傳染病，不用怕，各種傳染病都是水的原因，各種傳染病的特點是什麼呢？突然高燒、突然腹瀉，都是水的突然不正常運化，上下不通，造成腸胃腹瀉，不管是急性腸胃炎還是其他的病，都具有這個症狀，此時，還是要調節水：霍香、佩蘭、桂枝、連翹、獨活，治各種傳染病。

人體的水多，應用佩蘭、桂枝、連翹、獨活。

水少，全舌乾燥，大便乾燥者，應用當歸、桂枝、連翹、獨活。

舌頭濕潤且發紫，大便次數多者，應用益母草、桂枝、連翹、獨活。

晨起大便，屬心虛，潤濕舌苔，還是要解決水濕，應用佩蘭、連翹、桂枝、獨活，炒棗仁，就加了一味藥：炒棗仁。

水濕有點肚脹，腹脹、腹滿，應用丹參、佩蘭、桂枝、連翹、獨活。

舌體燥潤的方子，大概就這幾種。」

## 舌體燥潤的形態

### 1 濕舌

如圖29，這表示水分停滯於細胞外部空間，不能進入到細胞內補充物質的不足。

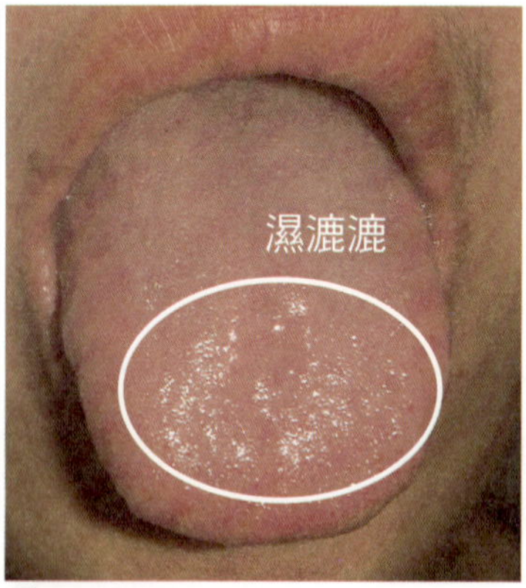


圖29

## 2 燥舌

如圖30，這表示缺乏津液，往往伴隨大便乾燥。

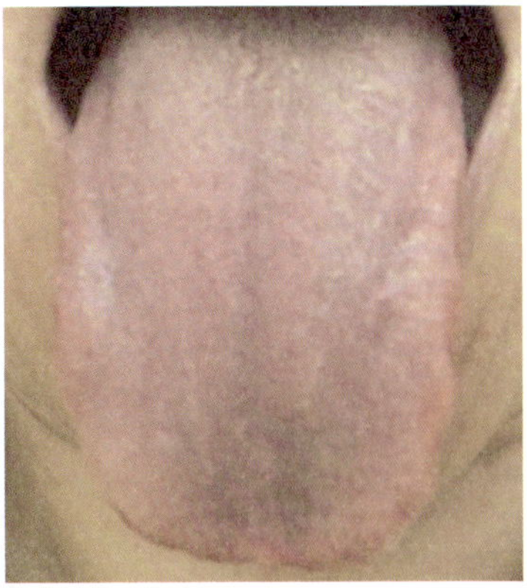

圖 30

第十五章

# 郭氏舌診與傳統醫學望舌的不同

郭老師以傳統醫學起家，只是採用不同的治療策略、手段及順序，從另一個角度來突破傳統醫學的盲點。我從郭老師的教學講課資料，整理出以下三點為總結。

## 將運動循環的概念套進郭氏舌診

郭氏舌診不僅看舌苔，看舌質，看舌型，更將舌根和舌尖連起來，將舌根作為人體能量的起點，舌尖是人體能量運行的出口。這是郭氏舌診的至關重點，也是傳統醫學所忽略的關鍵點。

他突破了傳統醫學所講的每個舌苔的部位所代表的臟腑，把舌看作一條河，舌根是河的發源地，舌尖是河的入海口，從舌尖的入海口，經外焦又循環到舌根，發源地的水流向舌尖，在流的過程中，下游的河寬，河水就流得快；下游河窄，河水就流得慢，而且容易鬧水災，這就是人體的病理。所以，郭氏舌診是看整體循環的變化原理。

出現疾病時，舌前部分往往厚膩，舌尖往往很尖，就造成了河道不順暢，向前走有堵塞的地方，就是疾病。所有的疾病，都是因前方堵塞所致，不會是因為後方堵塞的關係。這完全符合《內經》所謂「病在下取之上，上病下治」的處方用藥原則。

郭老師一再強調：

「空間醫學的辨證，就是舌高是病，舌低是因，這就叫辨證。就這麼簡單，不要再講六淫辨證、三焦辨證。我們以舌高的地方就是病變的地方，舌低的地方就是病因，就是由這引起來的高，就這麼簡單。我們在看舌苔的過程中，往往是看舌高，忽略了舌低。一看胃這有瘀滯，胃病，對；一看肝部這有瘀滯，肝病，對，但是病因沒在這裡。如果你治療肝部，效果不高。那麼病因在什麼地方，在前頭低的地方，為什麼？在流水的過程中，突然下游壓力很高，流不過去了，後頭壅起來了就是病。所以我們在觀察舌苔的過程中，強調了病因的所在，不管什麼病，不要管病名，只要在舌質高的前面開個消散口，它的壓力減輕了，後邊的水才能順通地流過去，後邊的氣血才順通地流過前頭低的地方，它就高起來。治高不治低，這是竅門，在《內經》有一句話，『要宣肺氣』，這句話非常重要；宣肺氣，才能夠疏通三焦。能量的運動，也就是氣血的運動，如果肺部不宣，中焦和下焦必然受到壓力，像糖尿病、胰頭癌、打嗝，都是肺部的問題，糖尿病不好治的原因，就是上部壓力太高，中部的能量運行不上去，壓迫著中部能量增高、壓力增高，使得胰臟的細胞運動失調，這就叫糖尿病。

我又認識到了人體處處都是循環，如果我們掌握了循環這個規律，就能夠解決很多不同的疾病。陰陽者，萬物之綱紀，變化之父母，生殺之本始。我們不單研究人體為本，研究辨證為本，研究自然為本，我們要從舌苔上、舌質上認識循環，開合是永遠的循環，呼吸是永遠的循環，壓力大與小的變化是永遠的循環，所以在觀察舌苔的過程中要掌握循環之道，這是關鍵。我剛才講舌是一條河，河源與出水的地方基本上應該寬窄一樣。如果在舌苔上哪個局部的高低發生了變化，那麼就是河中間的淤泥發生了變化，即瘀滯發生了變化。如果細胞內部的變化發生紫、暗、紅、瘀，就是人相對應部位的那一塊、那一帶的細胞有問題；如果舌苔哪個地方有變化，發生白、膩舌苔是空間的變化，舌苔某個部位有問題，就是對應的部位有問題，但不要具體的這就是肝，這就是膽。要注意空間通道，在脊背內側和臟腑之間是個空腔，因為它沒有前頭空間、後頭空間之分，它是一體的，是需要疏通的。我們在治療上首先考慮背部，就是太陽區，我把太陽區化作了一個焦——外焦，因為太陽經面太小了。由於整個外部關係到人體的三焦——下焦、中焦、上焦，所以《傷寒論》以太陽經為治療之首，一切疾病的根源就在背部，如果背部暢通，人體的三焦就是暢通的。

人體不光是清升濁降。清升濁降是人體的主流，這是傳統醫學所講的。但是人體也有橫向運動，所以講經絡，絡是橫向運動，由於有橫向運動，所以前邊的局部與後邊的局部都有關係，它的壓力也都有關係，

所以，在觀舌的過程中，舌根的變化、舌根苔的厚膩，就是人體的命門到尾閭這個空間不暢通，肺部的能量通過背部向下運動時，向下輻射這個地方的空間不暢通，輻射不了，輻射不了叫什麼，叫金不生水，那麼在傳統醫學內科上，講腎不納氣，什麼不納氣呢？就是後頭的能量輻射不下來，所以它產生的疾病都是膈膜以上的疾病，如食道癌、肺癌、肺結核，肺部的疾病都與尾閭有關係。所以，我們應該講肺是人的先天，因為只有肺部的能量向下撞擊命門周圍的細胞，腎臟才健康。所以金生水是關鍵。在能量撞擊的過程中，它必須要有一種媒介，這種媒介是什麼？是空間，所以人體細胞與細胞之間是空間，如果細胞與細胞之間能量的濃度很大，舌苔很厚，能量不能傳遞了，這就是疾病。」

# 不要考慮病名

在治療上，傳統醫學將果和因分得很清楚，一個病因和病果。透過觀舌苔，便知道什麼地方有病，哪個臟腑有病，卻查不出病因及究竟為什麼有病，只能夠在舌苔的黃膩上，知道哪有火，哪有濕，哪有淤，作為判斷病因的依據。像這樣的病因，郭老師認為不夠客觀，不能算是病因。重點在於，要知道什麼地方淤滯，為什麼淤滯，淤滯在什麼地方，該如何才能解除疾病。因此，空間醫學在舌診上，將診斷、辨證處方融於一體，郭老師還特別提出一個新的觀點：不要去考慮病名。他更進一步說明：

「如果我們考慮病名，將局限住我們對病名的問題，因而忽略了病因。因此，我主張不考慮病名。什麼肝炎、肝癌、胰頭癌，不再考慮，只考慮找到致生疾病的病因在什麼地方。同時，空間醫學發現到，病因和病果都沒有在同一個地方。肝病的病因有可能在肺部，也可能是在背部，它絕不是在一個地方所形成的病變。通過舌診，能找出致病的因素究竟在什麼地方，所以我們在治療上，不看病名。因此，在舌診上，空間醫學對病灶部位並非主要，找出病因才是關鍵。通過多年臨床經驗，我發現了一個最好的方法：向下游找原因。」

## 向下游找原因

郭老師接著說明為何要向下游找原因。

「將舌展開來看，舌根是上游，舌尖是下游。將舌苔看作一條河，舌根的水往舌尖流。如果用數位相機拍下舌，在電腦上顯示，便會發現，舌苔呈現出一段一段的問題。這一段一段，有的是水漉漉、乾燥的；或者是肥大的；也可能是非常硬；還有的是非常薄。

如果我們將舌苔比喻為一條河來看待，河是從發源地（舌根）向海（舌尖）流去。那麼，致生疾病的關鍵，必然是病因、病果的下游出口處受到阻擋。如果前方不受阻擋，能量將順暢往前流，向海的方向流去，也就不會有任何的淤滯，更別說得病了。因而可以斷定的說，一切疾病的病因都與下游的堵塞有關。

傳統醫學提出『病在下，上取治』的論點，成了醫治時的常規，卻始終弄不清其原理。其實，道理很簡單，是上邊的能量淤滯，引起下部物質的淤積。也就是說，舌尖通過空間（外焦），將能量轉化到舌根，並通過空間的轉化，把能量轉換為物質；舌根再借助空間（三焦），將物質轉化到舌尖。

傳統醫學沒能明白的關鍵點，就在於醫書上僅說了舌根到舌尖這一段，但沒有提到舌尖到舌根這一段。」

人體內部就是一個能量流動、能量壓力、能量濃度的問題。

空間醫學提出公轉暢通，要將舌根、舌尖相互連接起來，唯有舌尖、舌根整個系統運動起來，才能達到養生保健的目的。因此，在觀舌時，舌根到舌尖這一段，是關鍵中的關鍵。對於人體內部能量流動的問題，是要解決人體的能量濃度，將濃度消散，調整能量的壓力，疾病便能解除。所以，不要在疾病的病名上去分辨，只分辨舌質濃度的深淺、大小，並以此來因應治療的方法，將舌苔濃度疏散開，就治病了。

# 第四篇

# 做自己的家庭醫師，找回身心健康的引導與練習

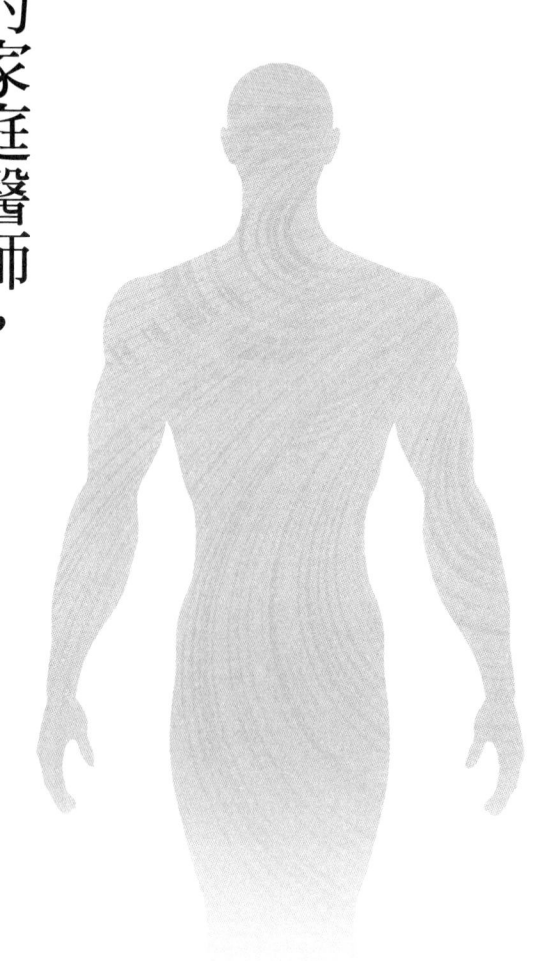

在公轉循環往復之路徑上的任何一個點，都是動力，都可以作為公轉暢通的原動力。但我們必須要明白一件事，任何「他力」都是驅策「自力」前進的動力，唯有自他二力合一，才能徹底破除先後天某個特定習性迴路，並導引惡性循環轉化為良性循環。

本篇將探討如何讓自己更有動力，除了尋找外力，學會開小小方，也可以善用按摩郭氏八穴和自我回照法，找到動力來源、培養良好的習慣，進而產生自力。將自力與他力融合，我們才能真正地享受健康生活的美好與幸福。

# 第十六章
# 按摩郭氏八穴為人類健康帶來無限的可能

郭氏八穴包含了：百會、大椎、合谷、內關、長強、三陰交、足三里、至陰，只要用手按摩即可，不講針灸，更不需要掌握深奧的理論，只要掌握八穴在公轉線上能量運行的起點、終點，其**原理跟治病小小方相同**。

起點是舒緩症狀的不適，終點是撞擊點，使其達到調功能、祛其疾的作用，所以**八穴和空間本草相同，每個穴位都有運行的起點與終點**。除了可以單獨作為預防和調養的方法，也可以搭配火灸按摩或小小方，相輔相成，使公轉暢通效益達到最大，對疾病的治療也會有很大的提升效果。

人體的穴位很多，彼此之間是相互聯繫，不是孤立的。郭老師發現，百會、大椎、合谷、內關、長強、三陰交、足三里、至陰，這八個穴位在治療作用上有一個共性，都是在公轉大道這一條線上起作用，對於調節公轉暢通也有特殊的功效。只要能經常透過自我按壓或手點這八個穴位，不需要使用刺針，便可以自我進行穴位治療，也能達到預防的效果，郭老師因而稱作「郭氏八穴」。

郭氏八穴與其他穴位治療方法，最大的不同之處是：**無論有多少症狀的疾病，都是以按壓一個穴位為準，即便是左右對稱的穴位，也只從左右擇一穴來按。這符合郭老師以不平衡、不對稱的方法，達到體內陰陽均衡的一貫原則。**

穴位與神經系統有著密切的關係，只要能經常按摩身體的一些穴位，既能養生保健，也能作為輔助治療病症的一種方式。

## 郭氏八穴的啟蒙

郭老師會從人體三百四十個穴位中，選擇這八個穴位，與兒時經歷有關。他在九歲因病就醫時，見識到「一根針」也能救人，從此就立下志願，想要成為一位醫師。

因此，他拜鄉下的名醫「一針先生」為師，學習針灸及傳統醫學，開啟了極富傳奇色彩的習醫經歷。

一針先生是馬丹陽的弟子，他在為患者治病時，都是一針見效，以一針為準，成為影響郭老師一生的啟蒙老師。

郭老師在行醫的五十年，始終對針灸、針法很感興趣，在學習針灸時，也對北戴河氣功療養院劉貴珍老前輩的「真氣運行法」感興趣，並且將它與針灸相結合，發現更能使針灸發揮相得益彰的效果。

後來，他學內觀時，發現到人體空間和空間能量的運行，並在提出公轉暢通後，仍持續進行穴位按摩應用於臨床實務之相關研究。

## 郭氏八穴引動自力自療

郭老師在課堂上曾回溯過往早期開的傳統方，藥方大，但是不貴，所以患者都稱郭老師為「郭大方」。當時是經濟匱乏的年代，要看病並不件容易的事情，所以郭老師主張不用貴藥，希望人們都能吃得起。

郭老師幾乎是以專看疑難雜症起家的，來求診的人，大多患有肝硬化、肝腹水、腎炎、肺結核、胃病等疑難病。

郭氏八穴在治病小小方和郭氏舌診之後，才逐漸建構出來。除了以空間醫學理論為指導，以公轉暢通為原則下，也採取啟蒙老師一針先生的少針方法，從打噴嚏到癌症，不管是哪一種疾病，都是一針見效，以一針為準。

郭老師研究了數千病例，對疑難雜症有新的探索和發現，從一棵草就能治病，窺見了小小一根針自然也能治大病的契機，為郭氏八穴奠定未來的基礎。

自古以來，藥味都有歸經，但郭老師不僅強調了空間本草沒有歸經，八穴也沒有歸經，也提醒我們要解放思想，大膽改革並研究創新，才能擴展醫療效用。八穴都具有起點、終點和雙調作用，就是快了慢點，慢了快點。

不同於針灸時的引「氣」通經絡，也不是經由針灸師手指間捻轉、提插的動作來催氣，**郭氏八穴主要掌握了細胞的運動本身就是一個撞擊，所以藉由按摩穴道時「一壓一放」的壓力差，產生強大的撞擊力，來引動自力自療。**

## 一壓一放的要領

- **按壓法：**用拇指在穴位上，慢慢向下按壓住。按壓二十秒，放鬆五秒，重複按壓三至五分鐘。
- **點按法：**用手指來點按穴位。點、按之間，要留空間並間隔一秒。手法宜柔和、有力、均勻，依患者感受由輕而重、由淺而深，集中力量，把全身能量都集中在一隻手指上，內有勁，手指就會產生力量，才能發揮很大的效應。

讀者可以每天進行穴道按摩，並依自身情況來增減按摩穴道的次數。若是日常保養，每天進行一次即可。若是配合內服小小方作為理療之用，在每日服用小小方前或後，可以先進行穴道按摩。

## 郭氏八穴的個別特性

這八穴的共性，在於可以在公轉路線上起作用，彼此相輔相成。

郭老師把八個穴位的共性編了一組順口溜：

八大穴位一點通，傳承古今來創新。
百會三里合谷通，長強內關大椎行；
三陰交針通至陰，八穴運用公轉通；
三陰交下通太陽，陰病陽行妙無窮。

接下來，我們先探究這八個穴位的個別特性，再來看它們如何共同發揮作用。最後，再與治病小小方、火灸按摩結合，好讓公轉暢通的效益達到最大。

## 合谷穴：打開三焦出口

- **位置**：位於拇指與食指往手背延伸的第一掌骨和第二掌骨中間點的凹陷處，也就是俗稱虎口的地方。（圖31）
- **取穴**：把手的拇指食指合攏，在兩指間肌肉最高凸起的地方就是合谷穴。
- **路徑**：起於中焦，行於上焦，散於外焦。
- **作用**：合谷疏散太陰脾，能量越膈促肺金；上行頭面下空腹，三焦通暢百病除。

### 解說

合谷穴因用處多，被稱為萬能穴，可作為止痛、急救之用，當身體不舒服、感覺疲勞、鬱悶、皮膚發癢，不知道要按摩哪個

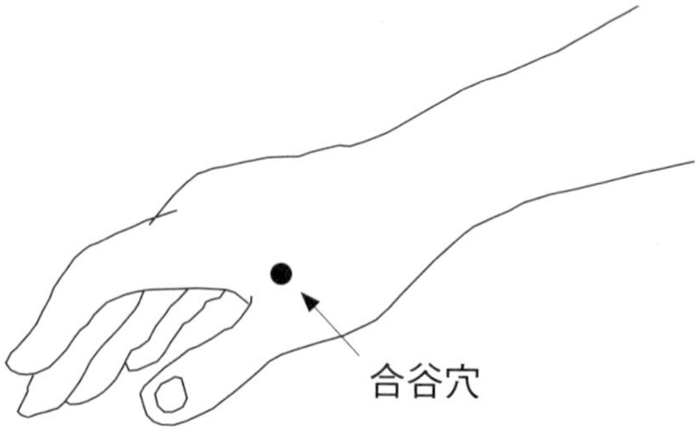


圖 31　合谷穴

穴道時，透過按合谷穴，就能減緩不適。

它之所以有神奇的萬能功效，是因為它的行走路徑起於中焦，行於上焦，散於外焦。點了以後，最後外焦發熱了，背部也會發熱。

郭老師在研究穴位時，發現：

「合谷穴把膈膜以下的能量，上衝到胸部、面部，所以它能治胸部、面部的疾病，當然，它又運動了公轉，推動了公轉。胸部能量上升，中下二焦的壓力減少了，因此，不但治療頭疼，中下二焦的疾病也能治療。

胸部通了，中下二焦的能量向上走，子宮癌也能治，不要認為癌症不能轉成良性的，我有很多的病例可以說服你。人體的臟器，只要周圍的空間暢通，能夠在細胞運動過程中，給予細胞輻射物質的空間，這個臟器就沒有病。所謂的得病，就是細胞不能正常地運動了，所以才有病。」

## 心法要訣

合谷穴是最有名的穴道之一，止痛急效用處多，「合谷越膈通胃氣，能量越膈促肺金」

這兩句就說明了合谷穴是萬能穴位，是百病除的關鍵所在，因為合谷穴打開了三焦的出口，所以治療的範圍涵蓋了三焦，不需要死記硬背。

## 效用

**1五官疾病**：舒緩眼、耳、鼻、口、舌、神經衰弱等症。

**2止痛效果**：治頭痛、牙痛、喉嚨、肩臂疼痛、腹痛等，降低人體對痛覺的敏感性，提升對疼痛的耐受力。

**3緩解腸胃**：幫助腸胃消化吸收，既能舒緩便秘，也能治腹瀉。

**4感冒調養**：預防感冒、鼻塞、頭痛、流鼻水，改善上呼吸道過敏反應，舒緩畏寒或身體發燒症狀。

**5皮膚問題**：改善起疹子、蕁麻疹、皮蛇、皮膚過敏等疾病的症狀。

**6婦女疾病**：緩解經痛、腹痛、月經遲來等症狀。

## 足三里穴：強化脾胃氣機升降的樞紐

．**位置**：在小腿前外側，外膝眼下三寸（大約四指寬的位置）膝蓋下約四横指、脛骨旁開一横指處。（圖 32）

．**取位**：從膝蓋骨往下移動四指寬，也就是小腿正面的外側。

．**路徑**：起於下焦，行於中焦，散於外焦。

．**作用**：足三里動腸蠕動，能量產生向上衝；公轉路上加上勁，引陽入陰腰背通。

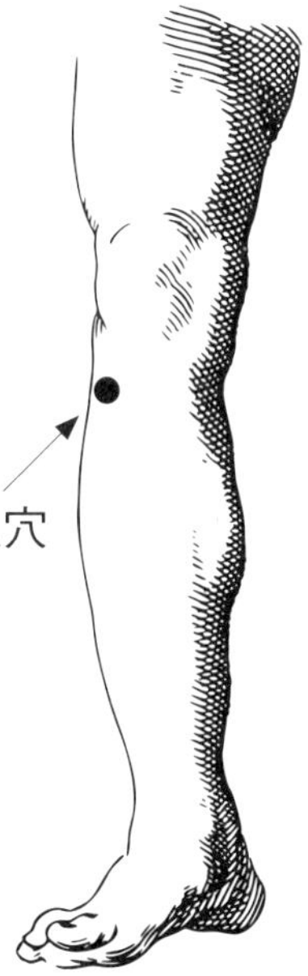


圖 32 足三里穴

### 解說

足三里穴主要是能量的運動，除了治脾胃方面的問題，因助通公轉走，從下焦往上推，下焦能量空了，腰背部能量也往會陰區運動，使得腰背都疏通了，所以它能治腰痛、背痛、關節腫、關節痛。

治病小小方和八穴，就是在更新能量，如此才能夠恢復健康。

## 心法要訣

講到治脾胃方面的問題，都會想到足三里穴，它有長壽養生的黃金穴之稱。足三里穴有通調百病的效果，關鍵和空間醫學大脾胃的原理相同，是使得能量向上衝，一來可助益脾升胃降，帶動肺的順降，因此能治咳、痰、喘、胸悶，二則可促使百會穴陰陽的轉化，引陽入陰腰背通，使得人體氣機生生不息。

## 效用

**1 緩解腸胃：**有助於消化和促進腸胃吸收，改善胃食道逆流，解便秘、脹氣、噁心、腹痛等。

**2 去濕健脾：**有助於去除濕氣、促進末梢血液循環，讓久坐的下半身血液循環變好、調節新陳代謝，促進疲勞物質排出，具消除水腫、改善更年期不適等作用。

**3 增強抗病：**能夠達到強壯身體、提高人體免疫力、增強抗病能力的功效，是延年益壽、抗衰老的首選穴位，還能改善認知、延緩失智、促進睡眠。

**4 止痛穴位：**治腰痛、背痛、關節腫、關節痛及萎縮痲痺等。

**5 抗文明病：**改善心臟功能，調節心律，對糖尿病、高血壓等，也有輔助治療作用。

## 三陰交穴：運動會陰區，元陰元陽交關之處

·**位置**：內踝尖上三寸（手四橫指處），脛骨後緣凹陷處。（圖33）

·**取穴**：腳踝內側上三寸（約四指寬），內踝突起的正上方處。

·**路徑**：起於下焦，行於中焦，散於外焦。

·**作用**：三陰交下動會陰，蠕動細胞清陽升；大助公轉陰轉陽，陰津升騰散胸中。

### 解說

三陰交穴的作用點在於會陰區運動，也是從下焦向上推。古人講，三陰交就治婦科，郭老師進一步補充：

「三陰交穴能促使會陰能量向前運動，會陰空了，前部的能量來補充，所以它也是治療後背疼痛的關鍵。

我們得病的原因都是外焦不通；不管什麼疾病，都是背部不通，影響下中

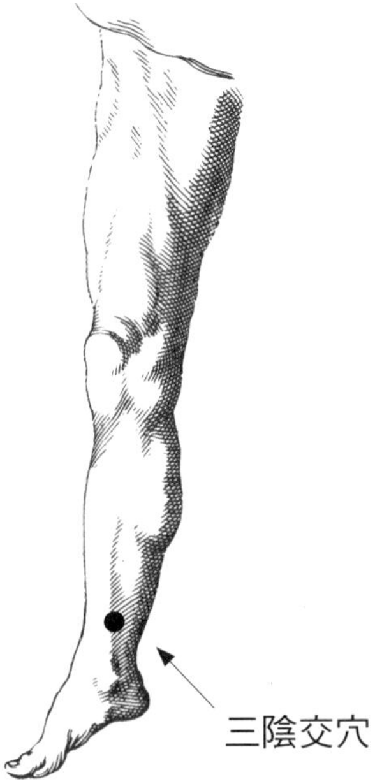


圖 33　三陰交穴

上焦能量，過不去了，截住了。這就是陰瘀陽行的妙用。所以，在治療疾病的過程中，首先得使背部疏通。

背部疏通的口，是尾閭、長強穴。通過長強穴過會陰，外焦的污染、壞氣、惡氣，就變成好氣了。如果過不了會陰，它就是病氣，一過會陰就是正氣。所以我們把淤積的氣，給它疏通過會陰，就成了正氣，關鍵穴位在三陰交。」

## 心法要訣

三陰交的作用點在於會陰區運動，能促使會陰能量向前運動，順勢帶動外焦能量沉降，以通過公轉暢通能量的運行，達到針灸百會、大椎、長強這三個穴道的效應。長按三陰交穴，可達到火灸尾閭的效用，淨化腰背內側命門到尾閭之空間的能量污染，同時也能同步達到按摩百會、大椎、長強這三個穴道的效用，並可減緩退化。

## 效用

**1 可調脾胃：**脾養好了，主導肌肉的基礎打實了，皮膚自然變得堅實緻密，也可防止臉部長皺紋。

**2 婦科疾病：**三陰交穴最拿手，可改善白帶、子宮內膜異位、子宮肌瘤、盆腔炎、月經淋瀝不止，以及難產的情形，對於更年期症侯群，亦可改善卵巢退化所引起的內分泌失調等症狀。治療男子性功能障礙的常用穴之一。一般有遺精或陽痿的朋友，可以多按摩此穴作為輔助療法。

**3 養顏美膚：**可調和內分泌，消除青春痘，排瘀血，對於閉經或月經延遲及痛經，能有效調理改善。

**4 補中益氣：**對氣虛型便秘有效。

**5 除內濕熱：**可治內分泌失調、憂鬱症、婦女血虛、老年虛火上沖失眠等症狀。如果你經常感覺口乾舌燥、總是想喝水，可多按摩三陰交穴來除體內濕熱。

## 至陰穴：洗滌胸中濁氣的絕佳穴位

- **位置：**在足小趾末節外側。（圖34）
- **取穴：**在足小趾外側，距趾甲角〇．一寸。
- **路徑：**起於下焦，行於中焦，散於上焦。
- **作用：**至陰穴下通胸中，胸中積氣瘀水消。

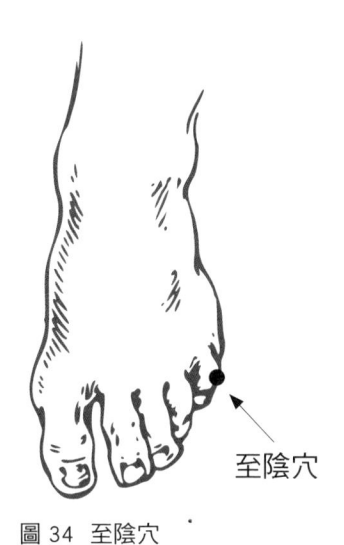

圖 34 至陰穴

## 解說

以上病下取來說，至陰穴是治療胸中病變的能手。

郭老師將至陰穴總結成一句話：「胸中渾濁化淨宮」，並進行了解說。

「胸中場性濃、渾濁了，或是氣機有問題了，它能夠把這個渾濁化開，化淨宮則是淨化心臟的瓣膜（主動脈瓣和肺動脈瓣）。心臟就像宮殿一樣，把這個地方淨化了，心就安穩了，也就睡著覺，不煩躁了。君王使命臣急辦，這個君王是指心，臣是指肺，我們總是說心君心君，肺主臣，當點至陰穴的過程中，心和肺同時發生效應，上下功能都能恢復。」

「我在研究時發現，胸中積氣、瘀滯、積水，至陰穴能通胸中。癌症最怕的就是胸水、腹水。現在醫院治療胸水、腹水的方法就是抽水，但你抽了那水，它還長，還是麻煩。所以，至陰穴通胸中，能夠增強胸部肺靜脈的回流，所以針對胸水，以點按至陰穴作為治療的方法，也能取得良好的效果，並且可緩和癌症末期吐血症狀。」

## 心法要訣

我發現，把手輕輕地放到至陰穴，點按手法越輕，效果越高。按摩此穴，和火灸右肩胛的功效相同。我也嘗試過以似挨非挨的方法，在點、按之間，要留空間並間隔一秒，不要壓住穴道，效果最好。尤其是，我在感到壓力大時，點按至陰穴的過程中，會感覺到肺部、心部這個區域的內部運動，能解決心情煩躁、胸中憋得慌的情況，也可以幫助放鬆身心、減輕壓力，是簡單又有效的方法。同時，我在探索至陰穴時，還發現此穴位能淨化脊背內側和心肺之空間的能量污染。人類正面臨空污浩劫，經常按此穴，可以做好自我保護，減少空污對自身的傷害。

## 功效

**1 現代常用於治療胎位不正、神經性頭痛等。**

**2 理氣活血：**能清心火，瀉血熱，可治療皮膚痛癢，具清頭明目的作用。

**3 安神清熱：**舒筋活絡，舒風通絡，活血止痛；是發熱的剋星。

**4《針灸腧穴學》：**正胎位，催胎產，清頭目，調陰陽。

## 內關穴：暢通膻中區

**．位置：**手腕橫紋中點，往上三橫指寬處。（圖35）

・**取位**：將一手的食指、中指、無名指併攏，放在另一手手腕內側，無名指剛好抵著另一手的手掌與手腕交界處的橫紋，這時三指併攏的食指所在位置，就是內關穴。

・**路徑**：調節上焦空間壓力。

・**作用**：心胞使命內關能，用手切上三關脈，場性均衡神安寧。

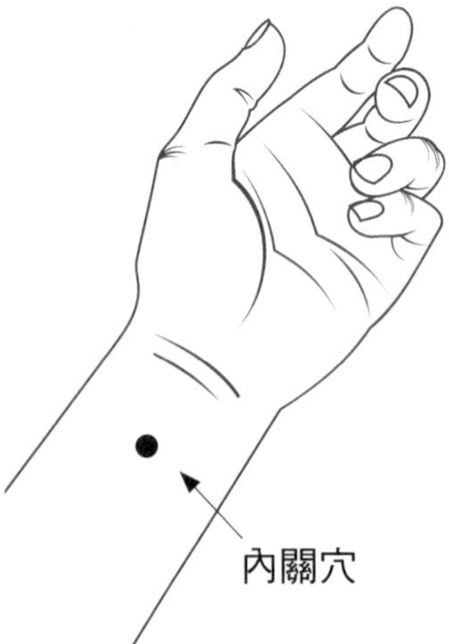


圖 35　內關穴

## 解說

內關穴能夠解決心臟周圍的問題，使心臟表層的、周圍的微循環打開，進而宣發周身，推動氣血之運行。郭老師所提出的做寸關尺法，是以兩手的橈骨莖突處定關，關前為寸，關後為尺。做寸關尺，就是把寸口脈（寸口分為寸、關、尺三部），將食指、中指、無名指三指擱到內關上，就好像是中醫師把脈一樣，透過食指、中指、無名指三指來觸、摸、壓患者右手手腕上寸口脈之寸關尺的位置（切勿放在患者的左手，因左手主血，會使得自身心絞痛），緊急情況可保命預防心肌梗塞（圖36）。

郭老師曾轉述說：

「有個黑龍江的學生，曾在火車上以寸關尺的方法救了一個人，就憑著把三關脈擱放在對方右手的內關上，（不要擱在左手上），就像把脈一樣。並且心裡默念『三三九六八一五』（一念腰），在默念的過程中，對方的脈搏逐漸平穩下來，心跳速度就平穩了。這個方法非常簡單，我在急救上，也經常在應用，效果都很好。舒緩心悸，預防心肌梗塞、心臟病，手術以後煩躁的、疼痛的，用這個方法的效果很好。」

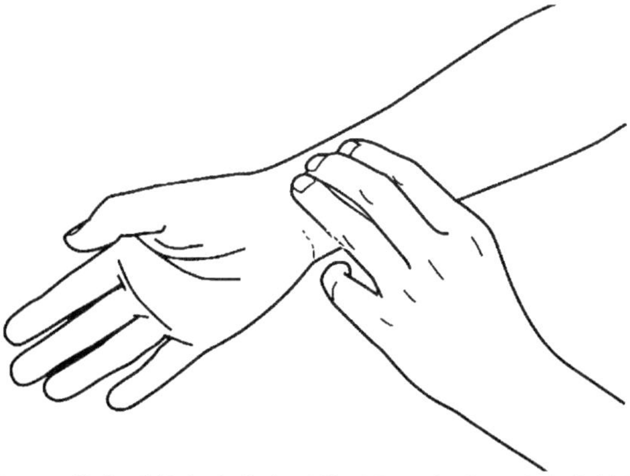

圖 36　將左手放在患者右手的寸關尺部位，讓患者放鬆 3 至 5 分鐘便有療效，20 至 30 分鐘的療效更好。

## 心法要訣

內關穴，也是個功能強大的穴道，其功效就是暢通膻中區，心胸胃全管到，對打嗝、胃痛、噁心嘔吐、血壓不穩定、冠心病、失眠、暈車，以及胸悶痛不舒服的效果特別好。只要是身體有阻滯，覺得氣不順、不舒服，都可以揉按此穴。

## 效用

內關穴既能理氣止痛，又能和胃止嘔，對胃痛伴有噁心、嘔吐者最為適宜。補氣又養心。它具有保護心臟與心血管的效果，同時還有平衡自律神經與情緒的作用。

## 大椎穴：氣血循環的入海口

· **位置**：於頸背位置，頸背正中線第七頸椎棘突下凹陷處。（圖37）

· **取位**：正坐，低頭，脖子後方最突出的骨頭下方，即是該穴。

· **路徑**：起於上焦，行於頭部，散於外焦。

· **作用**：頭腦能量入海口，大椎兩旁鬆動通；大椎兩旁肌肉緊，舌邊有淤，則揉此處。

### 解說

大椎穴是氣血循環入海口，外焦為海，頭部和胸部的能量必須經過大椎，才能入海到外焦。一旦大椎兩旁鬆動通了，就可治療頭頸疼痛，緩解頸肩部不適，

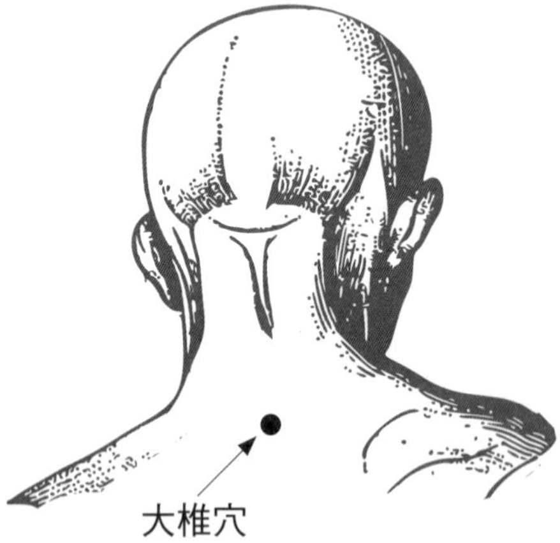


圖 37 大椎穴

消除各種不適、體寒、頭痛、全身僵硬。郭老師傳授了，凡舌邊、舌尖的舌質硬，有淤斑的，都是大椎兩旁的肌肉緊，指要揉大椎處，鬆動就通了，全身就通。

## 心法要訣

肩頸疼痛是現代文明病，頸椎患者的年齡層有急速下降的趨勢，而且失智比率逐年攀升，青壯年同樣容易感到記憶力大不如前。

許多臨床研究都指出，大椎穴氣滯血瘀，氣血不能上於頭面，亦不能下行至足，加上工作壓力大，生活節奏快，長時間處於久坐或久站的環境中，打電腦、躺在床上滑手機等不良的姿勢，都成為導致肩頸僵硬的主要原因之一。

經常有肩頸痠痛者，可以先從改變不良習慣開始做起。

當發現記憶力有衰退跡象時，與其去補腦、補腎，倒不如經常按揉大椎，來暢通保健氣血循環的入海口。

## 效用

改善全身氣血循環，具有升陽、益氣、退熱、補虛等作用，不但能鎮靜神經，亦可以瀉全身之熱及消炎功效，還可改善心肺功能。頸部是身體連接大腦的一個重要通道，假如氣血不能通往頭部，阻礙全身陽氣通暢及氣血功能，會引起頭暈、頭痛、失眠、健忘等。

## 長強穴：外焦的出口

- **位置**：位於後背的正下端，在尾骨尖端下方的凹陷中（尾閭的別稱）。（圖38）
- **取位**：尾骨端與肛門連線的中點處。
- **路徑**：起於外焦，行於會陰，散於下焦。
- **作用**：陽動助陰非此能，外焦能量會陰過；公轉暢通功能行，點下消通淤積行。

### 解說

長強穴是治療一切癌症的關鍵，因它行陰陽之道。長強穴是外焦的出口，點下長強穴能消通淤積，一旦外焦能量通過會陰，外焦的淤積就逐漸疏通了。公轉暢通，功能才健康。

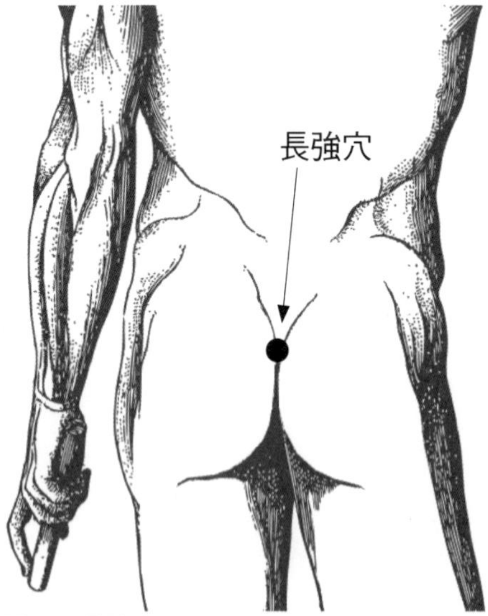


圖 38 長強穴

在小小方的用藥上，白頭翁能清外焦的場性，點一下長強穴，也跟白頭翁的作用相同。所以小小方和八穴能互相貫通。

## 心法要訣

長強穴位於肛門附近，不易操作按揉，郭老師便傳授一個小竅門，應用意念冥想的方式來按揉長強穴。

雙眼微閉，把意念守長強穴部位，冥想著有一棵樹向下長，也就是把長強穴拉得長長的，此用意是擴展腹部的空間。把長強穴向下拉得越長，空間越廣闊，腹部就空了，又因為向下拉之故，背部空了，如此一來，三焦能量往上走，就空了，所以意守長強穴，是瀉三焦之實的好辦法，就什麼病都治，也是治癒癌症的關鍵穴位。

## 效用

1長強穴有通任督、調臟腑的作用。長強穴在臨床上多應用於痔瘡、脫肛、便秘、腰痛、腹瀉、陰囊濕疹的治療。

2長強穴為督脈首穴，督脈挾脊而行，為諸陽脈之長，「入屬於腦」，故可治療精神病。

## 百會穴：陰陽轉化之處

・**位置**：位於頭頂的正中央稍後處。（圖39）

・**取位**：將兩耳尖往頭頂連成一線，從鼻樑往上連線到後腦，兩線交叉的點就是百會穴。

・**路徑**：起於上焦，行於百會，散於外焦。

・**作用**：百會揭蓋清陽升，新陳代謝立即通；下至會陰，上至頭，自古絕妙散熱能。

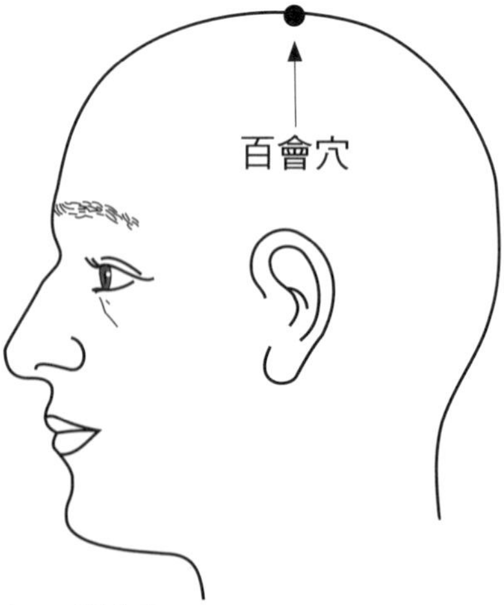


圖39　百會穴

### 解說

百會、長強這兩個穴位是人的生死關大口。陰向上走，轉陽，必須經過百會穴。陽轉陰，必須經過長強穴，這就是人體的陰陽轉化。

郭老師更進一步表示：

「內經講，陰病治陽，陽病治陰，身為醫務工作者，一定要搞清楚。陰病不通了，是陽不通；陽病不通了，是陰不通。我們得病無非都是三焦的問題，都屬於陰，是陽不通之故，所以陰病治陽。如很多的腰椎間盤突出、腰椎疾病、腰肌勞損、脊椎病，這些病都要治陰。以治療腎或是補腎的方法，解決不了問題。我們把腹腔掏空，後面的能量過來，新陳代謝正常，腰就健康了，就這麼簡單。股骨頭壞死不算病，只要新陳代謝正常，股骨頭就解決。所以，我不主張腰椎病動手術，只要應用香附，把腹腔能量往上一提，掏空了，外焦的能量過來，能量更新了，新陳代謝了，就解決了腰椎所有的疾病。百會穴也有此功能。」

「現在很多小孩有狂躁症，我們要找到煩躁源頭，那是因為大腦裡的新陳代謝失調不通，小孩煩躁了就會鬧。小孩的狂躁症、高燒，就是出口有問題，家長每天輕輕地用空拳敲一敲小孩的百會穴，出口打開了，小孩就不煩躁。有時人會不自覺的有這種下意識行為去拍拍頭頂、額頭，好像沒有開竅，拍一拍就開竅了，人的頭部確實是個寶，哪個位置都能開竅醒神，所以內經講病，病在下上取之。這是場性的轉換，所以長強行陰陽之道，是外焦的出口。百會則是三焦的出口，我就選它為我的八穴之一。」

## 心法要領

自古修練、養生、醫療為一家。

經現代醫學證實，適度刺激百會穴，能夠使身體分泌具有鎮靜、止痛效果的腦內啡，使得副交感神經活躍，並增加淋巴球、提高自癒力，改善頭痛、便秘，緩解肩頸僵硬。平日適度刺激百會穴，可以使人提神醒腦，有助於恢復精力、預防暈眩、促進新陳代謝等，因此若有輕微頭痛問題，也可嘗試刺激百會穴，改善氣血循環。

頭部本身就是人體能量最聚集的地方，道家講究三花聚頂、五氣朝元，就是說精氣神最終都要匯聚到頭上。民俗療法也有用手梳頭的方法。郭老師也傳授一招，小孩發燒時，可以為他拍拍頭頂，揉一揉大椎穴，點一點長強穴，就能改善，這同樣也適用於幫助小孩子穩定情緒，提升專注力，還可以改善記憶力。

除此之外，郭老師也說，灌頂也是開百會。大師把手擺在百會上，能量一撞擊，能量一運動，就感覺身體內部輕鬆了。所以灌頂不是迷信，百會能量一點通，全身的能量向上一撞擊，三焦疏通，便達到陰病治陽的功效。

## 效用

人體所有的經脈都在百會穴匯流，因此被認為是對身體所有疾病最有效的穴道，也稱為「萬能穴位」。它被用來調整自律神經、助眠、改善更年期症狀、預防腦中風、降血壓、活絡全身氣血、放鬆頸部、消除疲勞等。

## 八穴運用公轉通

八穴的共性是：它們都在一條線上調和人體的公轉。八穴只講能量動，只要輕輕一點壓，能量就動起來了，內外、陰陽都調。臟腑功能要恢復，它必須得運動，小小方和這八個穴位的應用，是內部能量的運動，火灸按摩是外部動，既相貫通，又能促進公轉的暢通。相互結合，效果更是加乘。

## 針多還是針少好

郭氏八穴，有時候一針，有時候不針，這並非標新立異，而是郭老師透過臨床上對左右心房研究後的經驗總結，同時也深受馬丹陽的弟子「一針先生」的啟發，而這正是空間醫學獨特之處，以不平衡、不對稱的方法，達到身心能量的平衡、對稱。

針多還是針少好的問題，以我按穴道的經驗和推動的成效來說，我認為**針少的效果更顯著，一來是能精準掌握到這麼多的症狀中，按哪個穴道就能同時把所有症狀都消除，二來針少甚至一針是集中力道，能量越統一，在按壓穴道時所產生的撞擊力越大，動力就越高，疾病恢復得更快**。所以，八穴和小小方的原理相同，針不在於多，在於精準。

小小方是以內服中藥的方法來啟動穴道按摩的效應，八穴則是借助雙手的力量，但在按摩穴道時不干預公轉軸線，而是透過雙手雙腳的五個穴位，來啟動公轉軸線上的動力系統，不會影響生命原始動力運行的速度。

只要公轉暢通了，位於公轉線上的百會穴、長強穴、大椎穴，自然也能達到「針灸」的效應，並將它們的作用力回饋給五個穴位，提高作用於公轉線上的共振頻率。

不過，另一個棘手的問題就來了，要如何判斷該選擇左右哪一邊？如何辨證呢？

## 以右治左，以左治右

十二正經（手足三陰、三陽經）都是左右對稱的，這些經脈上的穴位當然也是對稱的，不過，奇經八脈就不一定了，任、督二脈行走人體的前、後正中線，其上的穴位也都分布在正中線上，各只有一個，另外，有極少數的阿是穴（不循行於經脈上的經驗穴）是左右不對稱的。那麼，這一針要扎在左右對稱的哪一邊？

郭老師在課堂上曾經說道：「左主血，右主氣。」如果是調理氣，那一針就要扎在右邊的穴道；調理血，則是要扎在左邊的穴道。但同時，我們還要考慮到，氣為血之帥、血為氣之母，所以扎在右邊或左邊是可以靈活應用的，關鍵要知道扎在右邊或左邊的原理。另一個辨證的方法，就是根據人體氣機升降的總趨勢：「上者右行，下者左行。」（《素問・五運行大論》），即所謂左升右降；脾氣左升，則肝腎隨之上交；胃氣右降，心肺隨之下降。升降是相對的，所以第一考慮的是扎右邊的穴道，因為空間醫學強調的是清降清升（詳見《消除百病，暢通人體空間能量就對了》第五章），以我自身的學習經驗來說，人體的右半邊相當於外焦，更關鍵的是它和外焦相同，是啟動清降清升的樞紐。

如果你無法辨證要扎在左右對稱的哪一邊，可應用《內經》中的記載，此外，郭老師在課堂上也多次強調左病右治、右病左治，上病下治、下病上治。右邊臟器的症狀，可按壓左邊的手或腳，左邊臟器的症狀，可按壓右邊的手或腳，就是採取顛倒顛的策略。

## 治療多合一的無限變化

八穴和空間本草之二十五味藥相同，各有不同的行走路徑之起點和終點，在治療作用上有一個共性，都是在公轉大道這一條線上起作用，對於調節公轉暢通也有特殊的功效。除了可以單獨作為預防和調養的方法，也可以搭配火灸按摩和自我回照法，組合成「治療多合一」的策略，來守護身心健康。

治療多合一的關鍵，是要掌握行走路徑，把混亂能量整合至一起流回公轉系統，轉化成和諧能量，活化人身體的自癒力。舉例來說，外焦不通暢，是罹患所有疾病的病因所在。外焦主化，是三焦的出口，而治病的關鍵，在於找外焦的出口。上焦沒有出口的患者，舌尖多呈現尖尖的情況。所以，在治療疾病的過程中，首先得使背部疏通。

背部的疏通口是尾閭、長強穴，透過火灸按摩尾閭、長強穴，使能量過會陰，外焦的污染、壞氣、惡氣，就變成好氣了。點按三陰交穴也有此效果，三陰交下通巨陽，它的作用點在會陰，會陰運動了，下焦能量上升，為外焦部的能量打開通路，外焦就好了。

古籍透過三陰交穴治婦科，調理脾經，幫助消化功能恢復正常。郭老師提出補充，三陰交穴能促使會陰能量向前運動，會陰空了，背部的能量來補充，所以它又是治療後背腰椎疼痛的關鍵。小小方有外焦出口的用藥，可以透過症狀、舌苔，選擇蒲公英、獨活、杜仲、栝蔞仁等藥物的配伍，也可以搭配回照下焦（請參閱第十七章）。

足三里穴也是背部疏通的要穴，能量從下焦往上推，可刺激腸道蠕動，助益脾升胃降，把腹腔能量往上一提，掏空了，外焦的能量過來，能量一更新，進行了新陳代謝，就解決腰椎所有的疾病。點按足三里穴的效果，在小小方的用藥上，可以透過症狀、舌苔，選擇蒲公英、香附、焦三仙、厚朴等藥物的配伍，就和空間醫學大脾胃論的原理是相同的，也可以搭配回照中焦（請參閱第十七章），開啟治療多合一的無限變化，一起提升公轉暢通。

# 第十七章 不平衡的回照法，釋放壓力，重拾身心和諧

郭老師曾說：「沒有昨日的動意功，就沒有今日的空間醫學。」自我回照法是由動意功基礎功法演變而成的治療手勢，空間醫學也延續此基礎理論。我和家人都是回照法的受惠者，因此能深刻體悟回照法是在簡單中追求健康，在平凡中造就不平凡人生。

## 雙手是連接不同維度的橋樑

回照法的原理非常簡單，強調不平衡、不對稱的壓力差，並講求以細胞輻射的作用力和

反作用力，來調節身心的能量場。四十多年前，練氣功強調排除病氣，以致在推廣自我回照法時，大多數人都擔心被病氣傳染。

其實，回照法的輻射，是老子說的「萬物以氣相射」，也就是作用力和反作用力的迴向概念，這既是牛頓運動定律，也是量子力學。

在進行回照法時，我就是光，透過冥想「我在光中，光在我中」，運用意識去冥想，啟動連結到宇宙光的方法。

當我們進行回照時，就是在打造與宇宙能量的交流，可以用來淨化身心和周圍的量子場，平衡身體所有不和諧的振動，喚醒身體的自癒系統，自然就會改變、調整自己看待事情的角度。所以，一個人的磁場可以潛移默化的影響著他人的人生，決定著自身與他人運氣好壞的前途及未來。

時隔多年後，我重新整理了自我回照法，願每一眾生皆能透過氣的玩耍，將身心不和諧的能量，轉化為內在好風水，進而身體健康、快樂幸福。

自我回照法在公轉暢通上也扮演了自轉的功能，有助於能量的回流，加大公轉的運動力。對於一些體質較虛弱、抵抗力較差的人，以及本身體質虛弱、大病初癒後、慢性病患者來說，是自力養生及療癒的有效方法。

# 回照與自轉、公轉的關係

人體的空間是一個循環系統，是細胞群的公轉與自轉的能量運行關係。公轉帶動自轉；自轉推動公轉。

而回照法是針對特定不適部位進行能量的調節，既能暢通公轉，也具有調節自轉的功能。如雙手一遠、一近回照上焦、中焦及下焦，以調節上中下三焦的功能為主，所輻射的能量物質，通過腹背的前後進行運動，是橫向水平面的運動；以調節人體的自轉為主。

回照時，雙手一遠、一近且上下不對稱，如有高血壓、頭痛時，就以近手回照頭部、遠手回照小腹，使能量上下運動，公轉就能暢通。也就是說，回照法的前後運動，是由自轉推動了公轉的暢通；上下的運動，則是由公轉帶動自轉的運動。

首先，要對疾病產生的原因有正確的認知。也就是，疾病是由於局部的物質能量太多或不足，使身體某處產生病痛。

過多的能量是從何處來的？其實是各個細胞在不斷運動的過程中產生的。

人體的皮、脈、筋、骨、肉及五臟六腑都是由細胞組成的，當細胞在運動時，會輻射出能量，而且這些能量彼此相互影響、促進、調動、結合及進行化合反應。

若細胞在開合程度上有所改變時，能量必然積聚，若積聚於背部，會引起背部的淤滯，造成背部的不適或疼痛；此時，若在淤滯部位增加壓力，以拍打、按摩的方式讓能量流通，疼痛自然解除。若淤滯部位長期沒有獲得改善，進而將形成人體內部的病變。

由此可知，人體疾病是能量的「聚」、「散」問題。成書於宋末元初的《修真十書》也提到說：「聚則成形，散則成風。」能量聚集多了便引起淤滯，散渙多了亦繪造成能量不足（即營養不良），所以過與不及都是不好的，應該講求的是「能量的均衡運動」。

因此，空間醫學提出了「人體不存在病氣」的論點，所謂的「病氣」，是指能量超過或是不足於該部位的正常值，但只要掌握住增加能量或是減少能量，就沒有所謂的「病氣」的存在。

除此之外，促進能量的流通及均衡運動的方法，應以「不對稱、不平衡」為治療原則，即是以不同的壓力來均衡體內的能量。

事實上，人體內部的各種器官也是不對稱、不平衡的。譬如，人的左右腦、左右肺、左右心房、左右腎，甚至是左右手都是不對稱的。

所以，不平衡是絕對的，平衡是相對的；只有動作手勢不對稱、不平衡，才能促使能量在場的不平衡作用下，由高的往低的地方補充、流動。

倘若給予相同的壓力，就像在不平衡的天平兩端加上相等的砝碼，永遠達不到均衡的目的。譬如西方醫學中的輸液，基本上可分為兩種情況。針對浮腫者，輸以高滲透葡萄糖，以及運用高壓的方式增加回流、吸收及利小便；針對缺水者，則輸以等滲透葡萄糖，用低壓的方式進行調和、補充。

至於傳統醫學草藥治病，提倡的是氣和味，因醫學先賢體悟到，人和萬物都是得天地一氣而生，但人得天地之全性，草本植物得天地之偏性，因而草本有氣味淡薄、厚實不同的屬性。人得病，就是人體氣機出現偏盛偏衰的情形，能借草本之偏性來調整人體的盛衰，恢復體內的均衡。

因此，在開立處方時，若人體內部的場性濃度高、能量多、上火者，處方中則以味淡、發散的藥物來減輕壓力、疏散能量；若人體內的場性濃度低、營養不良者，在用藥上則以味重厚實、收斂的藥物補之，以增加壓力。

也就是說，從民俗療法到正統的醫學，在治療方法上，雖各有千秋，卻都應用了不同的「壓力」，即不平衡、不對稱性來做調理。由此可知，給予適當的「壓力」，可以促進細胞正常的開合運動。

自我回照法掌握了「適當壓力」，因兩手一遠一近，產生不同的壓力，使能量從濃度高處向濃度低處補充，達到人體內濃度（場性）和能量的均衡。每天三、五分鐘，隨手回照，隨時養生。近手回照的部位為能量高處，所以可增加壓力，將能量輸送出去；遠手回照的地方是人體能量不足之處，所以可減輕壓力，輸入能量。

## 從人體四大空間探討病因、預防與調節

### 上焦（橫膈膜以上）：頭、心、肺

#### 頭部

1 頭部發悶、頭微痛

· 病因：微循環不順暢

· 預防：

(1)兩手一遠、一近回照頭部，掌心向內，遠近手可交換。

(2)近手照疼痛處，遠手照小腹部（圖40）。

(3)或者經常默念〇一七七七—九〇八—〇一七七七—九二三四四。（「一」念腰）

2突然間頭痛，或用腦過度及太累時會劇烈頭痛

．病因：血管怒張

．預防：近手照疼痛處，遠手照小腹部（同圖40）。

3眉棱骨部痛，其他地方不痛

．病因：按中醫論為陽明經頭痛，原因是陽明胃經、任脈不疏通。

．預防：

(1)近手照印堂，遠手照胃部。手指尖稍向下，頭痛很快就止住了。

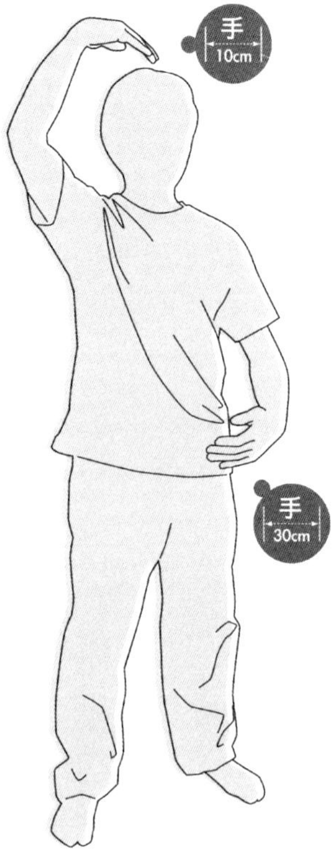

圖40

(2)點按膻中（圖41）

膻中，是公轉路徑上的樞紐，打開樞紐則全身能量疏通，不僅是解決橫膈膜以下所有能量的出口，也是保健頭腦、胸、肺及思維的關鍵部位。

將左手或右手的食指與中指，輕放在膻中（兩乳之間）進行點按，由慢到快、特快。當膻中部位出現溫、涼等不同溫度變化時，表示達到調節的目的。

### 4兩太陽穴痛

·病因：就是少陽經頭痛。

·預防：近手照太陽穴部位，遠手照體側。

### 5頭後部之兩條筋疼痛

·病因：太陽經頭痛往往會引起背部沉緊。因此，有的人誤認為是頸椎病變。

·預防：近手照頭後部稍上，手掌稍向下傾斜；遠手照下丹田或命門。

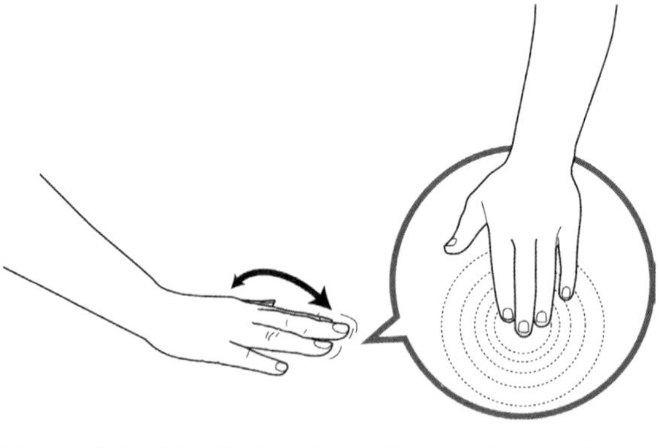

圖41　食指與中指輕放在膻中（兩乳之間）進行點按。

## 胸腔

與肺部有直接的關係，上焦問題應先考慮兩肺，左胸還要考慮心臟問題。

### 心臟

1心臟部位不適，包含冠心病、心肌炎、心房纖顫、心肌勞損、肺心病、左心房擴大、心包積液等

·病因：一切心臟病皆起因於心臟細胞運動失調。

左心房、心室，右心房、心室不同部位的細胞運動失調，會引起不同的心臟病變，然而從整體上講，都叫心臟病。

·增強左心房、左心室壓力，可讓排出的血增加；就會使右心房、右心室減輕了壓力，同時人體四肢和血管的末端壓力也會增高。外壓增高，心臟右心房、右心室的壓力減少，回流血就會增加。

排出血和回流血都增加了，心臟機能就會健康。

·預防：左手照左心房、左心室，手指尖不能超過乳頭外側，手掌與身體相距十至二十公分；右手照右心房、右心室，手掌與身體相距三十至四十公分（圖42）。

2心情煩燥、失眠，左肩胛縫和背部沉、發緊

·病因：心熱

·預防：

(1)兩手一遠、一近回照胸腔，遠近手可互換。

(2)點按膻中（參見圖41）。

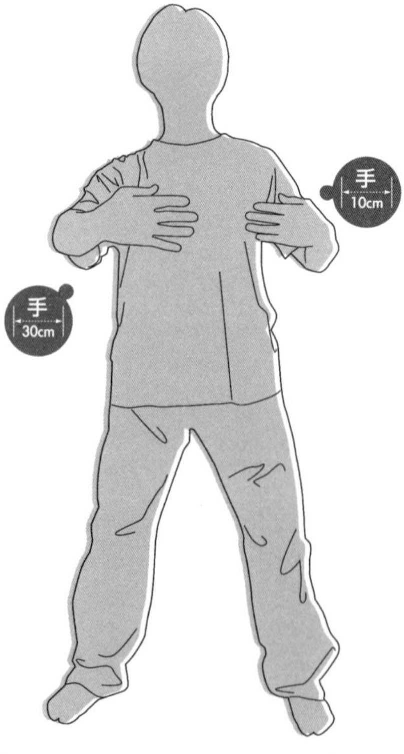


圖42

## 肺部

1打噴嚏、流鼻水、怕冷

·病因：傷風感冒

·預防：近手照胸前，對肺部增加壓力；遠手照胸側，使人體末梢的邊緣部位降低壓力（見圖43）。

2咳嗽、咳痰黃稠、喘息胸悶。發熱、咽痛、口鼻生瘡；大便乾燥（大便頭乾）、小便赤黃等；背緊

・病因：肺熱、肺有餘火。

・預防：近手照胸前，對肺部增加壓力；遠手照胸側，使人體末梢的邊緣部位降低壓力（同圖43）。

重感冒發燒時，近照胸部的手要做震顫動作，遠手可以伸直照體側。

整個肺部的病變，如氣管炎、肺氣腫、哮喘等，用一個手勢回照即可：近手、遠手同時照肺部，兩手的遠近可以交換，使兩肺的能量互相衝擊。肺細胞運動一增強，兩肺就健康了。

在治療過程中，痰必然多，這是好現象。

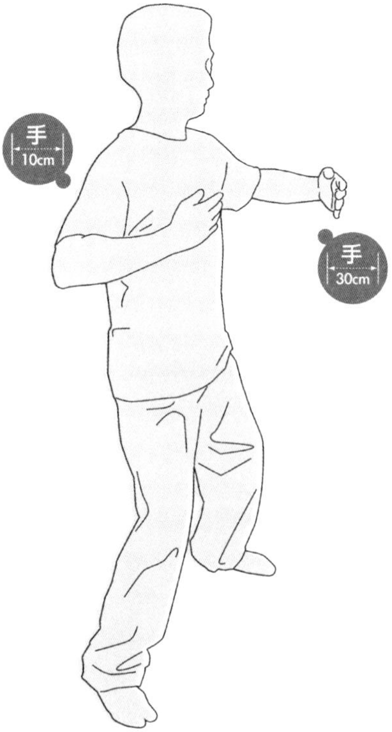

圖 43

## 中焦（肚臍以上，橫膈膜以下）：脾、胃、肝、膽

1上腹部（包括胃、胰臟、十二指腸）

・病因：首先考慮胃部問題，其次應考慮脾經和門靜脈的問題。

・預防：兩手一遠、一近回照中焦，遠近手可交換（圖44）。

2兩肋的左右上腹（胃、肝臟、膽囊）

・病因：首先考慮肝臟問題，肝主兩肋。

・預防：近手照肺部，遠手照小腹部。

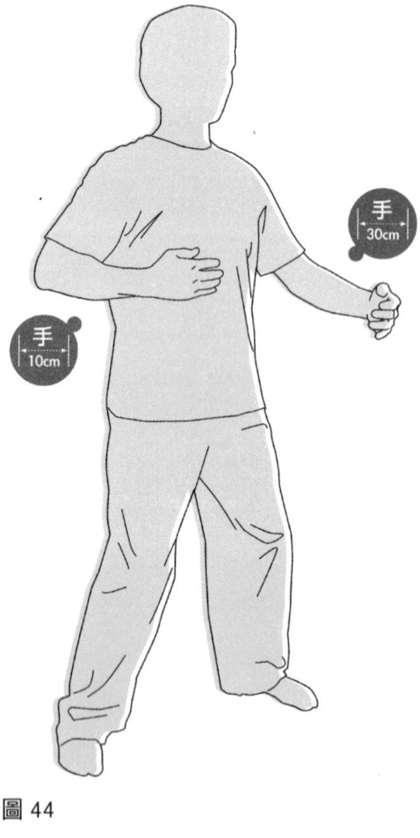


圖44

## 下焦（肚臍以下）：腎、小腸、大腸及膀胱

1腹部兩側（降結腸、乙狀結腸、升結腸、盲腸、闌尾及末端迴腸）

·病因：首先考慮升結腸、乙狀結腸問題。

·預防：兩手一遠、一近回照中焦，遠近手可交換（同圖44）。

2中腹（小腸）

·病因：首先考慮胃底、十二指腸、橫結腸及腹膜問題（這種炎症引起肚子痛時，不要按腹部，越按會越痛。還有的肚子痛會引起腰背疼痛，但檢查不出病，這往往是結腸後側的腸系膜有炎症。）

·預防：兩手照小腹部，什麼部位痛，近手就照什麼部位。如果發現痛處不清楚，應配合藥物治療。

3下腹部（包括直腸、膀胱、輸尿管、子宮、卵巢、輸卵管、攝護腺、尿道）

·病因：首先考慮膀胱問題

·預防：兩手一遠、一近回照小腹，遠近手可交換。

### 4 腹瀉次數少，約一天兩、三次，同時便量不多

·病因：腸部細胞運動失調。次數越少，細胞的能量越低，因此要加大腸細胞運動。

·預防：近手照小腹，遠手照上腹部（圖45）。

### 5 腹瀉次數多

·病因：次數越多，腸部的能量越大，腸部的能量瀉不出去，造成後患。

·預防：近手照上腹部，遠手照小腹部。

## 外焦（太陽膀胱區域）：從頸部到尾椎

### 1 夾脊部位沉緊、痠痛

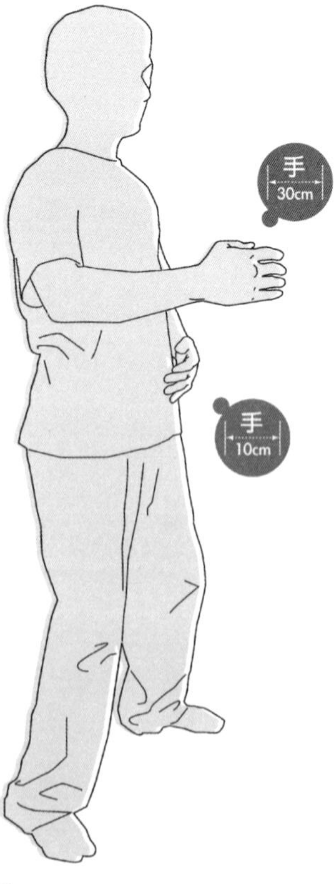


圖 45

．病因：此部位對應心、肺、脾、胃、膽等細胞群，疏通此部位對開通太陽區域（即整個外焦空間）有著非常重要的作用。

．預防：兩手一手近、一手遠回照命門，遠近手可互換（圖46），配合點按膻中效果更佳。

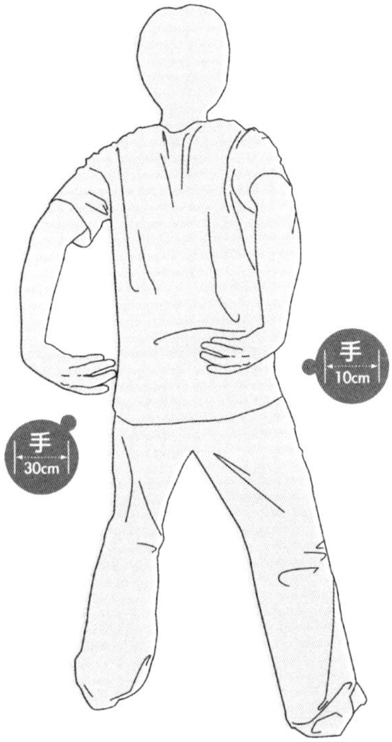


圖46

2 頸椎、腰腎部

．病因：考慮頸椎問題

．預防：

(1)兩手一手近、一手遠回照命門，遠近手可交換（同圖46）。針對急、慢性腎炎，腎萎縮、腎衰竭、腎結石，也是應用這個手勢。

(2)針對頸椎問題，用近手照頸部，遠手照腰腎部。針對頸椎增生，要場中加場，用近手照頸部，中指彎曲，指尖指向頸椎部。針對頸椎神經痛，也用這個手勢（圖47）。

針對骨質增生、腫瘤、結石都用這個方法，遠手則照腰腎部。

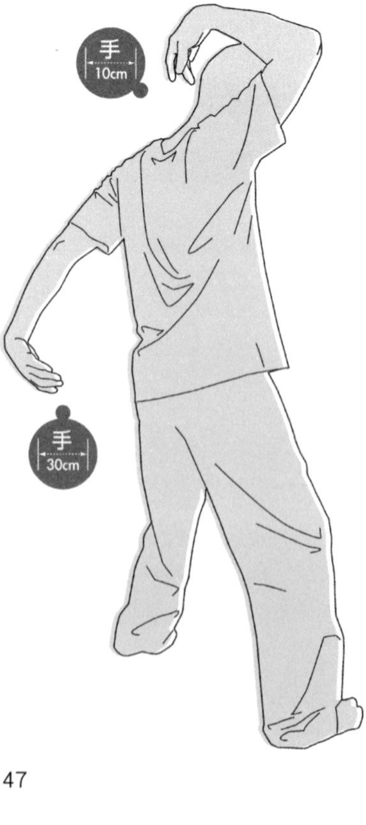

圖 47

### 3 腰椎間盤脫出

· 病因：首先考慮腰肌勞損問題，還要考慮腎病症候群。

· 預防：兩手一手近、一手遠回照命門，遠近手可互換。

腰椎間盤脫出，是由腎虛引起的，要多做扣手站樁（即兩手一手近、一手遠回照命門，同圖46）。但單純地回照命門，效果不佳。因此，把丹田的能量調過來，效果會更快。只要腰部的能量充足了，才能托住腰椎。手勢是：近手照小腹，遠手照腰椎部（圖48）。在照的時候，手指要橫照腰部，手指千萬不要朝下。如果手指向下，調多少能量也會被釋放掉。

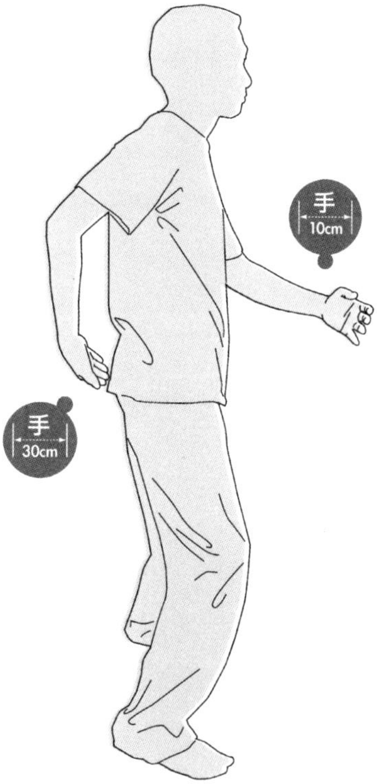

圖 48

4 關節的疾病

．病因：人體關節有大關節和小關節之分。若肩關節、胯關節、膝關節等疼痛，應從兩方面考慮：

(1)關節是否有炎症，是否受風。

(2)腎臟是否健康。

(3)肺部氣機是否暢通。

腎主大關節，腎臟不好會對關節不利，腎虛和腎實都能引起關節病變。小關節病變要考慮肺部虛實及病變的時間和程度。大關節疼痛是晚重早輕，即早上起來疼得厲害，活動活動就好一些，到晚上就顯得很輕，這就是肺部氣機不暢引起的。小關節疼痛則是晚輕早重。

・**預防**：近手照胸部、遠手照體側（見圖43）及扣手站樁（見圖46）。

肩周炎的手勢：肩周炎與肩胛縫受風都用一個手勢，用肩胛不痛的這隻手，近照疼痛的肩胛，另一手遠照小腹（圖49）。

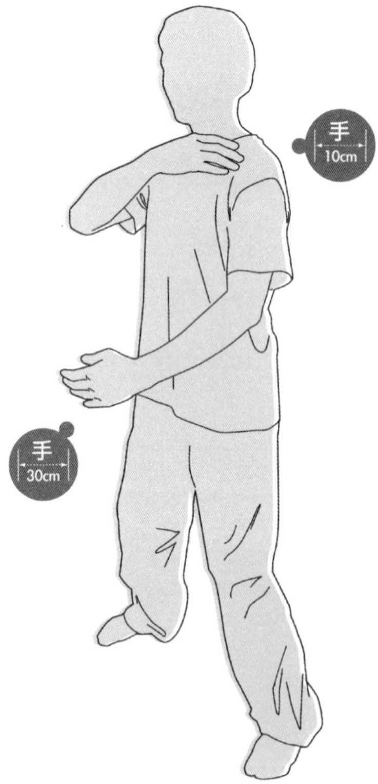


圖 49

## 其他

### 1肌肉的疾病

・病因：要考慮中焦部位是否健康，如脾胃濕熱、中焦不通。任脈不通都可能引起肌肉層次的不適。

・預防：兩手一遠、一近回照中焦，遠近手要互換。

### 2筋脈的疾病

・病因：考慮肝經的熱度問題。

・徵兆：肝經有熱則口酸，同時口苦，胸肋滿痛，性急易怒，頭痛眩暈，小便黃，大便乾。

・預防：兩手一遠、一近回照中焦，遠近手可互換。

### 3皮膚的疾病

・病因：考慮到肺部的問題，肺主皮毛；若皮膚深層影響到肌肉有問題，應考慮肺部、脾臟，以及肺與脾的關係。

・預防：回照中焦，遠近手可交換。

## 能量護體法

此回照法可以一次完成多項疾病的預防方法。

．原理：能量由下（越過兩肩胛，往背部下行）而上（通過尾閭至會陰，再轉向上方運行）的運動，也是公轉運行的路徑。

．手勢：右手舉至頭頂上方，掌心向內並成爪狀，右手心與百會相距十公分，是近照；左手手心遠照小腹，左手手心與小腹相距約二十公分（圖50）。每天可回照多次，每次約三至五分鐘。右手近照頭頂，是加壓之作用，將能量從頭頂往下流動；左手遠照小腹，是減壓的作用，幫助能量順利往下流動，尤其是減輕了肺部過多的能量，並將肺部的餘熱導引至丹田，達到上虛下實的目的。

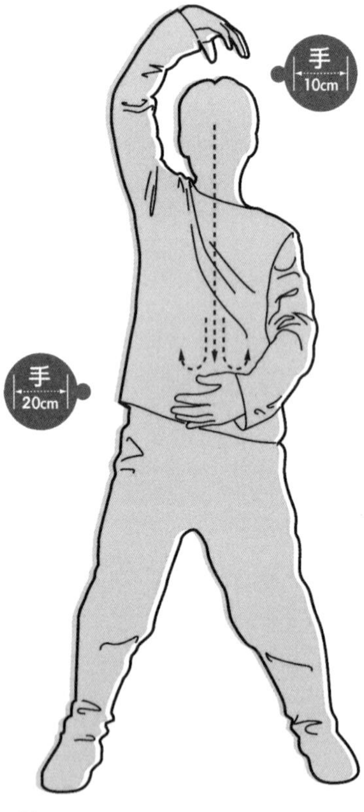

圖 50

## 井穴互照法

手指井穴是人體能量向外輻射最強的部位。井穴之間能量相互輻射，必然會引起人體各臟腑場象的混合、變化、轉化，從而啟動各臟腑細胞的運動，調整各臟腑以及全身各部位的功能。

・原理：手指是人體的全息縮影。大拇指能體現人體脾胃的場象；食指能體現肝膽的場象；中指能體現心和小腸的場象；無名指能體現肺和大腸的場象；小指能體現腎與膀胱的場象。

・手勢：

(1)回照時，大家圍成一圈，各自伸出一個手指，手指端相距三公分左右。人數以五人左右為宜（圖51）。其中只能有一隻大拇指，其他的手指多少不限。運用井穴能量相互刺激、輻射、混合。

(2)哪個臟腑、系統有問題，就伸與此臟腑相關的手指。回照一段時間後，可以交換手指，以使身體全面地得到調整。

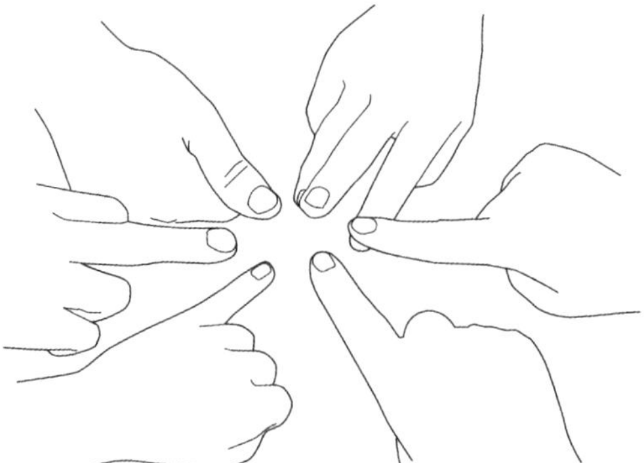

圖 51

(3)回照時，可以默念數字訣「三三九六八一五」（「一」念腰），以振動身體細胞和能量運動。

## 人人平等單手照

單手照的功能，是借助量子場的變化，就是當你發出一個力量的時候，它會有一個作用力與反作用力。當你伸出手單手照他人時，把能量迴向給眾生，就是「能量布施」，同時，你也會收到眾生對你同步迴向，這個原理叫做「作用力與反作用力」。

人體的每個部位時刻都在向體外空間輻射能量，特別是人體端部的井穴，向體外輻射的能量最集中、最強。因此，回照法充分利用這個部位的能量輻射運動，對人體進行調整。

**·原理：**人體不平衡的場相互作用，相互混合、調整。當我們伸出一隻手照向對方時，這些不平衡的能量場，會自然地相互交合、撞擊、融合和混合，從而使照射部位的細胞發生運動變化，以改善和恢復細胞健康運動。

**·手勢：**將一隻手臂抬平伸直並放鬆，指尖指向對方的病變部位（圖52）。

**·適用範圍：**

(1)為他人調理身體。譬如，對方的咽喉有病，可以照射對方的咽喉部位，使對方咽喉部細胞的能量運動起來，促使細胞的正常開合運動，以恢復健康。

(2)為自身調理身體。如果是自己的咽喉部有問題，藉由照射對方的咽喉部位，產生能量交合、撞擊，可以實現治療的目的。

(3)單手照時，不限人數，參與人數越多，效果越佳。

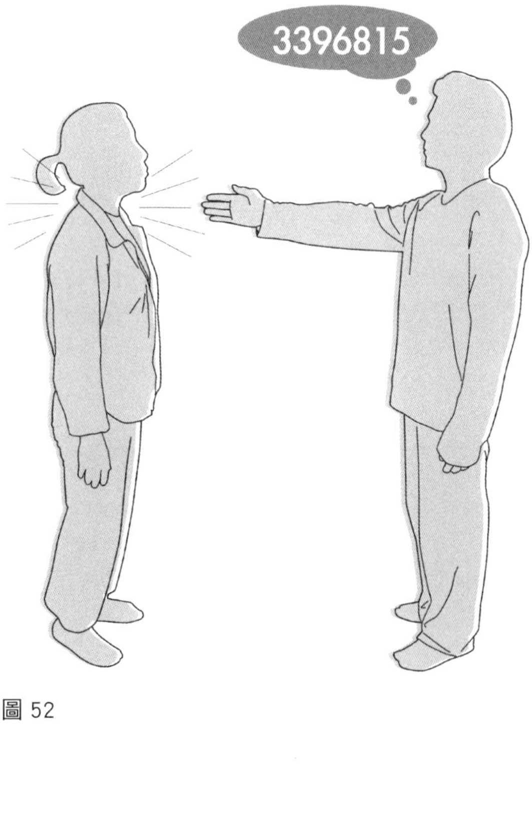

圖 52

・注意事項：

(1)在運用這種手勢的時候，無論是為自己還是為他人調理身體，思維意識都要專注於對方需要照射的部位。而且，都需以良好的形象、特異性思維來觀想對方。不要有「我」的念頭（即不要有私心），這是單手互照法的意義所在。另外，也不要有「發氣」的意識。單手互照法強調能量的相互輻射、相互交換。我手上的能量運動，激發了你身體細胞的活力。這是一種良性的意識場、信息場作用於雙方，因此，回照時形成了雙方能量、信息的良性互換。

(2)不要有為對方「排病氣」的意識。人體原本就沒有病氣存在，也沒有傳染病之說。之所以會生病，是因為人體某一區域的細胞運動失調，能量場濃度過高或過低。空間醫學認為「癌症是高能量的聚集」，癌症也不具有傳染性，一位癌症患者以單手照的方法，可以治好很多其他患者的疾病。所以，要以良性的意識加予對方，以良性意識能量改造不良信息。良性信息可以借助物質和能量傳遞，產生良性效能。傳遞不良信息，將會危害自身。良性信息推動人體趨向良性循環發展，不良訊息則會抑制人體物質和能量的運動。所以，給予對方的好信息，反饋回來的也是好信息，反之則不利。

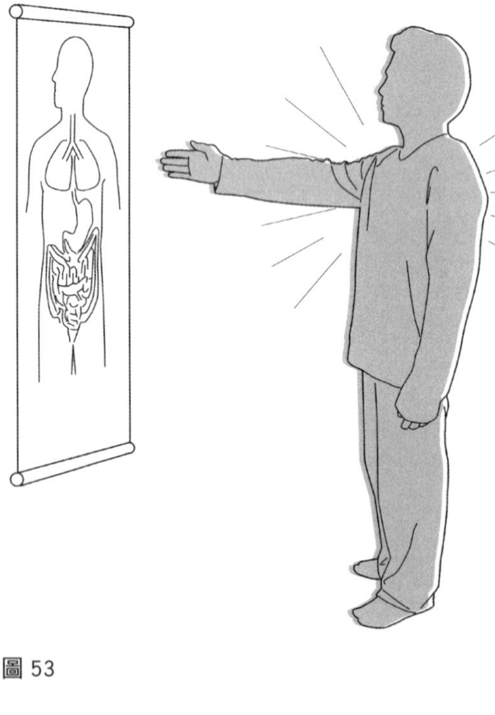
圖 53

(3)不可使用雙手同時照對方，如此一來，能量場的回路會受阻，不利於雙方能量的交換和撞擊。

(4)集體應用井穴互照法和單手照時，不可圍成圓圈，以半圓或扇形為佳，效果更突出。

(5)應用此一手勢照射「人體解剖圖」（圖53）或花草樹木等來調理身體，同樣有效。

你是否學會了釋放雙手的魔力，再看一次、再照一次……

## 在兩手一遠一近間，照見健康與美好的未來

現代人由於不良的生活習慣，養出許多慢性病，一旦覺得不舒服，就馬上求助於藥物和醫療等外力援助。

其實，世界上每個藥物都有可能發生副作用，相信郭老師也了解到這個問題的重要性，因此，他將動意功時期創新的不平衡、不對稱之智慧，延伸到空間醫學，以至實至虛的方法，來調節身體陰陽的平衡。

郭老師的志向是，朝著簡化藥物用量的方向前行，在有效提升療效的情況下，還能於生活中透過自力養生的方法，來提升護理人員的能力及病人的自主照護能力。

現代人的平均壽命普遍延長，回照法可以做為減少發炎、舒緩「肌肉痠痛」、預防文明病的妙招，能延緩身體老化，維持良好體能狀態，也沒有任何副作用。起碼可以避免不會隨著年紀增長，身體出現各種慢性病，連帶要吃的藥物也越來越多。

擁有優質的體魄，無須向外苦苦尋覓。不妨嘗試透過兩手一近一遠，重新找回身心連結的親密感。不平衡的美妙盡在兩手一近一遠間；不可能的變化，更在不知不覺的每日五分鐘之際。

掌握人體能量風水學的奧妙，創造優質的人身與人生，是你不可錯過的一門生命學科，也是讓你獲得更大健康與幸福的指南。

結語

# 千家萬戶美滿盼，施容善德立豐碑

郭老師一生投身於傳統中醫學研究與修練，以高明的醫術挽救了無數身患絕症、病入膏肓的患者，是民眾心中的神醫。最有名的案例如下：

一九九七年治癒了胰腺癌晚期患者，大慶高級工程師左傳明，現已是耄耋之年，仍健康地生活著。

一九九七年治癒了確診為血癌晚期的上海民營企業家高玉梅，她服了郭老師開立的草藥四十二天後復查正常。自那時至今，二十多個年頭過去了，患者仍然身體健康。

人民教師朱雪丹，二〇〇二年患骨癌，手術後復發縱膈與肺轉移。幾經輾轉，二〇〇六年八月來到正定康復理療院，經郭老師精心治療，四十天後做電腦斷層掃描檢查，雙肺正常。

郭老師醫術精湛，從診斷到治療，都在顛覆傳統醫療模式，亦提高了醫療效率和準確性。此外，他也培育了無數優秀的人才，持續傳承郭老師交付的醫療改革之使命。

在跟隨郭老師修練和學習的路上，我一直在找自己未來的定位。尤其郭老師離世時，我更加認真地規畫自己的目標，想了解自己在醫療養生和修練上，真正感興趣及擅長的事物。

當時，我想起二〇〇九年郭老師贈予我的一首詩：

感謝師徒一路行，風雨磨難坎坷多。
錦繡前程心血鑄，首屈一指是愛徒。
讚竹德緣兼具備，良行善施一路行。
千家萬戶美滿盼，施容善德立豐碑。
緣由奧妙自在心，福祿壽喜歸自心。

原來，早在二〇〇九年時，郭老師已經直接預言了我未來的走向，並且默默的引導我走在這條路上。

「千家萬戶美滿盼，施容善德立豐碑」這句話，對我來說是莫大榮譽，也是責任，深深影響著我，並點亮了我未來的人生路程。

在醫療的領域上，我無法超越郭老師，但只要能堅持分享、持續精進，把最天然安全的空間醫學造福於千家萬戶，相信超越的奇蹟就會在千家萬戶上演，成為人體身心健康必備的寶典。

附錄

# 受惠者的學習歷程與見證

以下是不同類型的受惠者（按姓氏筆畫排序）的故事及心聲，讓施容善德的陽光，照進千家萬戶，播下凝心聚力的火種，使更多人有踐行空間醫學的機會，成為流傳後世的豐碑，這是我所期許及與大家共勉之處。

## 涅槃重生

秋日的清晨，聽著小鳥嘰嘰喳喳的叫聲，梳洗完畢後，我以感恩的心向郭老師鞠躬請願後，開始站樁，緊接著一天的生活。

時光飛逝，轉瞬已七年。七年前，我經歷了人生的驚濤駭浪，丈夫外遇，失業，股票跌入谷底。遭遇家變的同時又迎來經濟上的窘迫，九死一生。

那時的我心痛到無法呼吸。眼中的世界都黯淡無光。無論我做什麼，都無法轉移痛苦。耳邊有個聲音一直告訴我，「死了吧，死了心就不痛了。」

我準備了五瓶安眠藥，一口氣吃下四瓶半，並把車停在丈夫公司的樓下，自以為可以解脫了。

當時，我與死神擦肩而過，身心俱損，把自己塵封在痛苦的深淵裡，幾乎不與外界聯繫。兩年後，我來到中醫理療館工作，才知道自己的身體變得有多差，每天下班後回到家，衣服都沒換就睡到了第二天。平躺時，雙腳若沒穿襪子，那感覺就像放在冰箱裡一樣寒徹骨。

我變得十分自卑、敏感。同事在說話時，我都會覺得人家是在議論我。因緣際會之下，我買到了謝老師書寫的《打通靈性覺醒的人體空間通道》。如獲至寶的我，收到書後一邊拜讀，一邊按照書中描述的再造乾坤功法之動功開始練習。

練習沒多久，我在回照兩肺時就感受到了身體的一側從頭熱到腳，那感覺非常奇妙，至今還記憶猶新。

自此，我每天都堅持練習再造乾坤功法。同時反復聽著謝老師分享的課程。我被謝老師在課程中講述的空間醫學深深吸引著。

慢慢的，我對空間醫學生起了極大的好奇心。

半年後，我來到了石家莊宏圖按摩學校，開啟了石家莊學習之旅，聽聞了很多關於郭老師的精彩故事。

我被這樣一顆高貴的靈魂深深震撼了心弦。我打開自我設限的牢籠，放飛囚禁的心靈。我在心底暗暗發願，想要成為像郭老師一樣利國利民的人。

當內心起變化後，久違的笑容又常常掛在我臉上。學習生活結束後歸來，我就在店裡應用火灸來為患者調理身體。透過患者不斷給予的良好回饋，我對空間醫學治療的信心越來越強烈。

每天清晨三、四點，我就起床看書學習，站樁，靜坐。看郭老師講課的視頻，聽謝老師講課的錄音，充實而快樂地過著每一天。

當我終於鼓起勇氣向謝老師請教時，謝老師不僅耐心地解答我的問題，還洞見了問題背後那個自卑脆弱的玻璃心。謝老師不僅睿智、低調，極度謙卑，知識淵博且平易近人，耐心指導著我這個初學者。

不可思議的是，謝老師三十年如一日的堅持傳播空間醫學，讓我敬佩至極。有時，謝老師輕輕的幾句話，便能讓我有如醍醐灌頂、扒開雲霧見晴天的感覺。就像沉睡的夢想被喚醒，這是生命的再出發。

雖然我對於書中的理論不是很懂，但興趣越發濃烈。這種心情讓我更加努力地學習空間醫學的各種書籍，內心也越來越堅定不移地要走空間醫學這條大道，因為我知道自己碰見了最好的老師、領航者。

一邊自學，一邊經謝老師的開解，那些困擾我的問題似乎越來越少了。我的生活被強大的求知欲和繁忙的工作充實著。即便丈夫不再給生活費，我也可以做自己生命的主人了。

我放下執念，身心輕鬆自在起來，內心的傷痛被治癒了。不可置信的是，今天的我不僅陽光燦爛的活著，竟還成為了一位為人們解疾的健康調理師。因為我從小體弱，只有不斷求醫問藥的記憶；而在被埋藏的記憶深處，我曾經很羡慕老師和醫師的職業。今天的我有了一家自己獨立經營一年的保健養生健康中心，經營項目均為空間醫學的內容。身心愉悅。

我的身體素質前所未有地感覺良好，那個曾經無論何時都睡不醒的自己，一去不復返了。那些年，哪怕是盛夏，我也不分白天晝夜地穿著冬襪，現在，那雙冰冷的雙腳偶爾不穿襪子睡覺，也不覺得冷了。枯黃的髮尾也變得烏黑亮麗了。

對於預約來店裡的患者，沒有特殊功力的我，也能信心滿滿地為他們調理身體，堅信每一次無論是火灸、回照、八穴、空間醫學小方等方法，都能讓被調理者的身心靈變化，身體健康狀況有所好轉。

多年未見的朋友經介紹來找我調理身體時，在看到我的瞬間說沒認出我，說我從思想、形體到樣貌都脫胎換骨了。未來，我在腦海中計畫要擴大經營。

祈願餘生跟隨謝老師一起推廣空間醫學，繼續用空間醫學的方法治病救人，並且把這集養生、治療、修練為一體的大道至簡的好方法，力所能及地影響更多有緣人一起學習，讓他們能為自己及家人保駕護航。

另請讀故事的您，在遭遇人生坎坷或低谷時請別輕言放棄，所有的經歷或許只是想讓我們放慢太快的腳步，或許是讓我們整裝待發，迎接更美好的未來和更強大的自己。走過風雨後，一定有更神奇、更寬廣的人生。

最後讓我輕輕合掌向郭老師、謝老師致敬，感恩您們加持這凡塵俗世中最為平凡的我。

請讓我不忘初心，砥礪前行。

請讓我繼承郭老師的宏願，以天下為公。

——成成（能量調理師）

## 非凡的寶典，受益終身

三十一年前的一個機緣，讓我認識了啟蒙老師——謝繡竹老師，帶我步入了氣功醫學養生的殿堂。這讓我終身受益，也藉此廣傳這簡易而不凡的功法，不但可自我療癒，也可幫助他人，一舉兩得。

憶起三十一年前的某一天，是家母後事圓滿後，我突然看到社區的公布欄上有一則學習動意功的招生訊息，我不自覺地進去報名。

開課時，謝老師自我介紹後，我由衷佩服她年紀輕輕，竟可犧牲假日及下班時間來推廣功法，為群眾服務的心真是不可多得。於是，我一路追隨謝老師由動意功開始學習至今。

在我學習的過程中，經歷了胃癌切除手術，術後很快就復原，這真是奇蹟，全都歸功於動意功法，因為我在學習中得到最好的基底，謝老師與同修們又在上課時不斷幫我回照治療，才使我很幸運地不必接受任何藥物與治療，短短一個月後就正常上班。

後來，我有幸跟隨謝老師到石家莊修養院拜見郭老師，在郭老師敦敦教誨及治療之下，使我的身心更健康。每年我都會跟隨謝老師到修養院，再精進學習及療養。

在修養院（現已更名為正定康復理療院）學習當中，郭彥岭老師（郭老師的接班人）特別照顧的情景，仍歷歷在目，讓我銘記於心，感恩不盡。在修養院任職的老師和同修們，大家都和樂融融，猶如一個大家庭。

謝老師不辭辛勞地帶領我們，更不遺餘力地在臺北租一間教室，每週六下午不但教導我們，還開辦義診，讓我們從中學習，又指導同修們深入各里、各社區教學推廣，讓家家戶戶能擁有這一寶典。而我有幸在這種敦敦教誨的環境下，不斷學習鍛鍊身體，如今非但身體健康，而且在人生的旅途上不斷提升，這全承蒙謝老師的不斷教誨與提攜，讓我刻骨銘心。

空間醫學的義舉，都應歸功於郭老師及謝老師的濟世助人，謝老師不遺餘力地承襲郭老師的意志，這數十年不曾間斷，全心致力於空間醫學修練等傳承，將此傳送給世人，使人人皆能受惠，同時也印證了郭老師的名言佳句：「施容善德用」。

最後，祈願眾生都能擁有空間醫學修練養生等非凡的寶典。

——林立人（任職於私人企業的財務部）

## 公轉暢通從哪裡來就回哪裡去

小時候，我因為先天性心臟病，一直體弱多病，在七歲那年動了心臟手術，卻因手術出了點意外，吃了不少苦頭，在死亡線上撿回一條命，此後，在我的成長歷程中，又不斷經歷各種家庭變故與矛盾。所有這些經歷加上自身性格，導致我經常會一個人默默地陷入沉思，陷入各種內心的矛盾與衝突之中。

上了大學後，我的日子更是過得渾渾噩噩，不知道自己真正想要的到底是什麼，對自己所學的專業更是毫無興趣，開始迷上了各種心靈和宗教方面的書籍，在書籍中尋找心靈的歸宿，並開始逐漸走入自己的內心，瞭解內在的自己。佛告訴我們，一切煩惱都是自己心的問題，受心中欲望與恐懼的驅使，放不下心中的執著。那麼，心又在哪裡？又如何徹底解決心中的這些煩惱呢？

時光飛逝，答案還沒找到，一晃眼，婚後孩子都出生了，此時家庭又出現了很多變故。首先是妻子在產後身體一直非常虛弱，怕風、怕冷，失眠問題嚴重，去醫院檢查卻查不出任何實質性的疾病。我自己的身體不知道什麼原因，也出了很大的問題，兩個月就瘦成皮包骨，整天都是頭昏腦脹，胸口憋悶，全身乏力，說不出的難受，體檢報告卻顯示身體並無大礙。

更糟糕的是，由於身體因素，工作上也出現了很多障礙，長期累積的各種家庭矛盾又硝煙四起，如此這般情形，讓我感覺自己就像迷失在黑暗之中，茫茫然找不到出路。

既然一切問題都是自己心的問題，那麼自己的心到底出了什麼問題呢？善有善報，惡有惡報，難道是自己做錯了什麼事情嗎？面對撲面而來的家庭和工作上的各種問題，如何去把握和處理，每時每刻都在考驗著我。但不管心情如何煩悶，我還是保持著清醒的頭腦，遇事以善念為先，能忍就忍一忍。俗話說「福禍相依，否極泰來」，妻子因身體原因到處尋醫問藥，在一次偶然的機會下遇到了一家空間醫學按摩店，嘗試做了一次火灸後，感覺效果非常好，從此我們一家人就跟空間醫學結下了不解之緣。

妻子迷上了空間醫學，經過火灸肩胛和尾閭、喝小方及站樁後，身體有了很大的恢復，並且開始嘗試著自己開按摩店，秉持著為人民服務的精神來推廣空間醫學。

空間醫學對我來說更是意義非凡，二〇一七年一次偶然的機會，讓我閱讀了謝繡竹老師寫的書籍，從此我就一直跟著謝老師學習空間醫學的理論和治療方法。在謝老師的鼓勵下，我堅持靠自己的力量來調理身體，每天雙手一近一遠回照兩肺，尋找右肩胛的痛點並把它揉開，想辦法給自己熱敷右肩胛和尾閭等等。經過一段時間的自我調理，以及飲食結構和習慣的調整後，得到了非常好的效果，頭昏腦脹、胸口憋悶的症狀大大緩解了，思維變得更靈活、更自信、更有勇氣，家庭和工作上的障礙都逐漸得到解決或改善，心情自然就慢慢變得開朗起來，甚至發現自己內心的矛盾與衝突也越來越少，變得越來越平和與舒暢。一切確實都在往好的方向轉化，這些都更加堅定了我對空間醫學理論與治療方法的信心。

經過一段時間的學習後，我才懂得，自己曾經每天頭昏腦脹、胸口憋悶的症狀，是因為身心能量都聚集在上焦而沒有出路，導致上焦的壓力太高了，這就是中醫上所說的上實下虛。在堅持自我調理的過程中，打開了上焦能量的出口，隨著上焦壓力的降低，頭昏腦脹、胸口憋悶的症狀自然就解除了。更重要的是，隨著更深入的學習，我發現空間醫學不僅能治療生理上的疾病，更能治療心理上的疾病，也就是心病。為能量找出口，給心靈找出路，這是空間醫學的靈魂所在，這麼多年來我一直在尋找的「心」的問題，答案似乎已經不遠了。

回首往事，一切都是最好的安排，在我人生最困難的一段時期，仍然一如既往堅持著對內在心靈的追求與感悟，最終讓我此生能夠得遇並走進空間醫學。在此更要發自內心地感恩恩師郭志辰老師開創了空間醫學的偉大事業，感恩謝繡竹老師的無私奉獻與耐心教導！

展望未來，相信空間醫學一定會走進千家萬戶，因為郭老師所提出來的「公轉暢通」理論是集身心靈於一體的新型醫療、養生及修練方法，「修心養性，積德忘我」這句口號，更是把空間醫學提升到了空間文化的高度，是我們在黑暗中前進的指路明燈。

謝老師經常強調的打開出口，給身心能量找出路，符合了「公轉暢通」的理論，不僅能解決各種生理疾病問題，更能提高心性，解決各種心理問題，因為它能給心打開出路，讓心從哪裡來，就回到哪裡去。

一直以來我所困惑的善惡之分別心也是如此，從哪裡來就回到哪裡去。世間本無絕對的善惡，放下執著，任何時候都保持一顆平常心，在平常心中去體悟內在的自然之道而為之，即是生無住之心，行無為之道；即是知行合一；即是郭老師所說的打破框框，解放思想；即是真正的善心、善念、善行。大愛無疆，真善無相；這樣的善心、善念、善行，最終才能帶來真正的善果。

所有人都是平等的，本來都應該享有身心靈的健康、自由與幸福，只是由於丟失了平常心且脫離了內在自然之道而不得解脫。在新的歷史時期，我們要有新的方法來幫助我們重獲身心靈的健康：常回照，身心能量公轉暢通；常反省、常清靜，隨順自然，來去自在。最後，祝福天下所有人種善因、得善果，不分種族與信仰皆能和睦相處，共建和諧新世界。

——梁政（會計）

## 身心靈不再流浪，找到回家的路

二〇一六年，我家的小寶出生。我家的大寶小時候就經常感冒，每個月都要去醫院打針，沒想到小寶也是這樣，所以我就找了小兒推拿店，想透過推拿來提高孩子的免疫力。推拿店的老闆是空間醫學學生，經常介紹空間醫學，可能是我和空間醫學有緣，對郭老師和空間醫學非常感興趣，就購買了一整套書。

因書結緣，我還添加了謝老師的微信，當謝老師的微信通過我時，那一瞬間熱淚盈眶，腦海閃出「今生錯過郭老師，再也不能錯過您！」這句話，至今記憶猶新。

在謝老師耐心、愛心、細心地引導下，我對空間醫學有了全新且更深刻地理解。在謝老師的指導下站樁、靜坐一段時間後，我發現自己在身心靈方面都有很大的提升，心靜了，柔和了，大度了，善解人意了，甚至思維方式都改變了，家庭更和諧，我也更有自信，以前想都不敢想的事情，現在不但敢想而且相信肯定能做到，相信自己能把壞事變好事，相信自己的企業在三年後能成為業界的標桿。

我也明白了養生修練很簡單，做人何為正確？不說謊，不給人添亂，要正直，不貪心，不能只顧自己等等，今天比昨天做得好，明天又比今天做得好，每一天都付出真摯的努力，不懈的工作，紮實的行動，全神貫注於一事一業，持之以恆，精益求精，就能從平凡變成非凡的人物。

空間醫學的小方、按摩、火灸、八穴、站樁，都是讓身體公轉暢通。公轉暢通是恢復身體健康、養生修練的大道，也是治理國家、企業、家庭等等的大道。正因為明白公轉暢通的重要性，同事們每天都一起站樁，透過站樁，同事之間更和諧，身體更健康。現在，家人有什麼不舒服都不用去醫院，我已經成為自己的保健醫師，成為家裡的家庭醫師。偶爾，我也會和同事去參加義診，為人做火療按摩，記得有一個阿姨有好長時間睡不著，到醫院去看，被診斷為憂鬱症，火療一次，她那天晚上就一覺睡到天亮，第二天又來找我們做火療。

自從接觸空間醫學到現在，自己脫胎換骨的變化，不管是家庭還是公司都好上加好。

寫到這裡，我的眼淚已止不住往下流，自己是如此幸運遇到郭老師、謝老師，讓我的身心靈不再流浪，找到回家的路。我立志要成為像郭老師、謝老師這樣的人，為天下萬靈服務。

——郭志紅（醫療器材公司負責人）

# 從求道者到傳揚者：我的空間醫學探索之旅

楓葉染紅了秋日的畫卷，思緒也隨之飄遠。此時此刻，我最想把所有的敬意與讚美，獻給我生命中至關重要的導師——謝繡竹老師。

## 小小的我播下善願種子

我是外公、外婆帶大的孩子，外公、外婆很重視德行教育。家住在千年古剎附近的我，對寺中的石碑很感興趣，其中一塊碑文對我影響至深：「施人慎勿念，受施慎勿忘。」當時外公為我解讀碑文，引導安身處世的道理，為我幼小的心靈注滿了善良的底色，後來也成了我人生的座右銘之一。

因自幼體弱多病，小小的我在心裡發下大大的善願：我要像濟公活佛一樣樂善好施，懸壺濟世。雖然我一直修善行，但內心卻感到迷茫，找不到「道」的方向，不懂更好的布施。

## 生病讓我與空間醫學結緣

婚後，我獨力照顧孩子和住院的公婆，再加上工作壓力沉重，身高一百六十三公分的我，體重只有四十一公斤。那是人生的至暗時刻，靠意志力支撐著，身體卻無法承受。

二〇〇二年的一天，我的心跳高達每分鐘兩百五十下，其後多次發作且危及生命。此時，受老天爺眷顧，我得遇名醫以中藥治療並教我靜坐養心，配合運動，經過數年，身體終於穩定，避免手術。這些經歷引發我對生命意義的思考，以及尋求一種能夠自力調養的方法。

二〇〇七年，茶友推薦我去「空間醫學」理療室調理。理療師在我的肚子上揉幾分鐘，常年脹痛的胃就好轉了。這讓我產生濃厚的興趣，通過資料自學「手勢回照法」等，我瞭解到「空間醫學」不單是調理身體的手法，還有修心養性、積德忘我的核心理念，遺憾的是資料中沒有詳述法門，因此在自力修行上遇到了瓶頸。

二〇一四年，我偶然得知有一位謝繡竹老師，是「空間醫學」創始人郭志辰老師理論體系的整理者。當我細讀謝老師的書，得知謝老師是具備修練全過程的實修者，情不自禁地衝口而出：「這是我的修練真師，她一定能幫助我突破修練瓶頸。」然而，茫茫人海，如何找一個人呢？

於是，二〇一五年至二〇一七年間，我四處尋訪名師。我去五臺山拜見夢參大和尚，因佛學基礎薄弱，未能拜入門下。後來，我又去拜見九華山方丈，依照方丈教導，念誦佛號經文，放生和誠心禮佛以靜心，但仍未解惑。朋友得知我有求道之心，替我去武夷山尋訪，也沒尋到助我修心養性的道場。我懷揣著對更高智慧的渴望，繼續踏上尋找真師的旅程。

二〇一七年，老天爺再次眷顧我，透過網路，我一口氣購入了謝繡竹老師的所有著作，翻閱之後，心中多年的疑惑幾乎都有了答案。

正是念念不忘必有迴響！多年等待的日子，好漫長、好熬人，最終遇上明燈指引，一切都值得！

## 迷茫的我終遇良師善道

那是人生中刻骨銘心的日子：二〇一八年三月二十二日，謝老師在微信群組無私授課，以其正知、正覺、正念、正悟、正道指引了前進的方向，大道至簡的方法深深吸引了我。

印象深刻的是二〇一八年五月三日這節課，主題是：「打開右肩胛出口，為疾病找出口」。這節課讓我明白空間醫學的永續循環「公轉暢通」之法能療心，當面對疾苦時，可讓心定下來，不驚、不怖、不畏，反復其道，出入無疾，一陽來復，還能慢慢擺脫對藥物的依賴。這正是我尋覓多年的養心之法。謝老師的課真是「字字珠璣，句句開示」，我終於明白，以前無法透過吃藥根治胃脹痛的原因了。

謝老師在《打通靈性覺醒的人體空間通道》一書中提出「引陽入陰」、「陽氣歸天」兩個功法。我搭配打開右肩胛出口來養生，體會到外焦能量如飛流直下三千尺般撞擊命門、尾闆的感覺，真是妙極了。每天堅持回照，我驚喜地發現多年的血管瘤，從十八公釐乘十七公釐，縮小到了十七公釐乘十三公釐，讓我更歎服「空間醫學」的療效。

## 受益的我追隨傳揚分享

受謝繡竹老師無私授課的影響，二〇一八年，我開始定期分享「空間醫學」。回想自己求道過程艱辛，二〇一九年，我建立「空間養生／人文茶道」公益課堂，讓更多人找到書籍來學習，自力養生，提升智慧。以下分享學習班的兩個案例。

一對中年夫婦，嘗試了多種醫療手段，卻一直未能懷上第二胎。在參加回照法學習班後，僅三個多月的持續回照，奇蹟悄然降臨──妻子終於懷孕了！她帶著燦爛的笑容在第一時間來報喜。

有一位五十五歲的女士，臉上布滿了難以去除的斑塊。多年努力除斑，都未能讓她產生自信。她來參加回照法學習班，三個月後，驚喜地發現臉上的斑塊明顯淡化；臉龐逐漸變得粉嫩紅潤，充滿光澤，從此再也不用擦防曬霜出門，整個人也有自信了。她激動地說：「這不僅是皮膚的改變，更是心靈的重生。」

郭志辰老師、謝繡竹老師對民眾無私弘法奉獻的胸襟，深深影響了我，我將亦步亦趨追隨謝老師探索空間文化，餘生願意成為空間文化的彩虹橋，讓更多人受益。期許我自己能像郭老師、謝老師那樣公轉暢通，正本清源，弘法利生廣大圓滿。期許更多人走進空間文化，運用空間文化，人人都公轉暢通，與道合一。

——謝小紅　甲辰年秋月（「空間養生　人文茶道」指導老師）

JOYFUL LIFE

JOYFUL LIFE